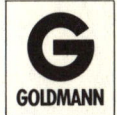

GOLDMANN

*Buch*

Es sind die Emotionen, die uns im Leben zu schaffen machen. Manche
Menschen sind in der Lage, emotionale Krisen aufzufangen und gut
durchzustehen, andere scheinen ihren Emotionen hilflos ausgeliefert
zu sein. Eine sehr wirkungsvolle, aber sanfte Unterstützung kann ihnen die Homöopathie bieten, die nicht nur bei physischen Beschwerden angezeigt ist, sondern auch tiefgreifende Auswirkungen auf die
Psyche hat.
Ein erfahrener Homöopath hat hier einen Leitfaden zusammenge-
stellt, wie die Homöopathie bei seelisch-emotionalen Turbulenzen
und Konflikten harmonisierend und heilend angewendet werden
kann.

*Autor*

Dr. Keith Souter ist Allgemeinmediziner und Homöopath. Darüber
hinaus ist er als Universitätsdozent und Medizinjournalist tätig.

# KEITH SOUTER

# Homöopathie für die Seele

Hilfe bei Eifersucht, Wut, Angst,
Trauer und anderen emotionalen Krisen

Aus dem Amerikanischen von Monnica Hackl

**GOLDMANN VERLAG**

Die Originalausgabe erschien unter dem Titel
»Homoeopathy: Heart & Soul. Treatment for Emotional Problems«
bei The C. W. Daniel Company Limited, Saffron Walden (England)

Deutsche Erstausgabe

*Umwelthinweis:*
Alle bedruckten Materialien dieses Taschenbuches
sind chlorfrei und umweltschonend.

Der Goldmann Verlag
ist ein Unternehmen der Verlagsgruppe Bertelsmann

Deutsche Erstausgabe Juli 1995
© 1995 der deutschsprachigen Ausgabe Wilhelm Goldmann Verlag, München
© 1993 der Originalausgabe Keith Souter
Umschlaggestaltung: Design Team München
Umschlagfoto: Günter Vierow, Andechs
Druck: Presse-Druck Augsburg
Verlagsnummer: 13829
Redaktion: Cornelia Klaeger
Ba · DTP-Satz und Herstellung: Barbara Rabus
Made in Germany
ISBN 3-442-13829-9

10 9 8 7 6 5 4 3 2

Für Rachel, Kate, Ruth und Andrew,
die mich unterstützten, als ich den
Dschungel der Emotionen erforschte.

# Inhalt

Einleitung . . . . . . . . . . . . . . . . . . . . . . . . . 9

I. TEIL
## Emotionen und Homöopathie

1. Unser Gefühlsleben . . . . . . . . . . . . . . . . . . 13
2. Die Prinzipien der Homöopathie . . . . . . . . . . . . 21
3. Die Bedeutung von Emotionen in der Homöopathie   33
4. Anfällige Konstitutionen . . . . . . . . . . . . . . . . 41
5. Mischformen der Gefühle und deren Bewältigung . . . 54

II. TEIL
## Spezielle emotionale Störungen

6. Angst . . . . . . . . . . . . . . . . . . . . . . . . . . 69
7. Phobien . . . . . . . . . . . . . . . . . . . . . . . . 85
8. Fixationen . . . . . . . . . . . . . . . . . . . . . . . 104
9. Traurigkeit und Depression . . . . . . . . . . . . . . 116
10. Trauer und Verlust . . . . . . . . . . . . . . . . . . 126
11. Wut und Reizbarkeit . . . . . . . . . . . . . . . . . 130
12. Liebe, Haß und Eifersucht . . . . . . . . . . . . . . 139
13. Erschöpfung und chronische Müdigkeit . . . . . . . . 149
14. Schlafstörungen . . . . . . . . . . . . . . . . . . . . 159
15. Körperbild und Eßstörungen . . . . . . . . . . . . . 164

16. Prämenstruelles Syndrom und Menopause . . . . . . . 171
17. Schlechte Angewohnheiten . . . . . . . . . . . . . . . 187
18. Schock, Trauma und Mißbrauch . . . . . . . . . . . . 202

III. TEIL

Einnahme der Mittel . . . . . . . . . . . . . . . . . . . . 209
Materia Medica . . . . . . . . . . . . . . . . . . . . . . . 211
Therapeutischer Index . . . . . . . . . . . . . . . . . . . 267

Adressenhinweis . . . . . . . . . . . . . . . . . . . . . . 275
Register . . . . . . . . . . . . . . . . . . . . . . . . . . . 276

# Einleitung

Emotionale Probleme sind ein wesentlicher Bestandteil des Lebens. Trotzdem können einige Menschen jeden emotionalen Sturm bewältigen, andere dagegen scheinen nie zur Ruhe zu kommen und tragen in ihrer Seele an der Last dieser »Sturmschäden«. Ängstlichkeit, Depressionen, Phobien und Schlaflosigkeit gehören zu den Problemen, mit denen wir in unserer immer komplizierter werdenden Welt konfrontiert werden. Man nimmt an, daß psychologische und emotionale Probleme für etwa 20 Prozent aller Hautdiagnosen in der ärztlichen Allgemeinpraxis verantwortlich sind. Wenn jedoch *alle* Patienten psychologisch getestet werden, so findet man eine ausgeprägte psychologische oder emotionale Komponente bei mindestens 70 Prozent aller Erkrankungen.

Die meisten Praktiker glauben, daß diese Angaben, so erstaunlich sie auch sein mögen, nur die Spitze des Eisbergs darstellen. Manche Menschen nehmen nie professionelle Hilfe in Anspruch. Diese »braven Soldaten« schlagen sich tapfer, wie sie glauben, tatsächlich aber haben sie es wahrscheinlich aufgegeben, sich um ihre emotionalen Probleme zu kümmern.

Eine gute Nachricht ist, daß mit Homöopathie viel gegen emotionale Probleme getan werden kann. Denn diese sanfte Form der Therapie ist sehr individuell, sie versucht passende Mittel für ein spezielles Gefühlsproblem zu finden und ist eine ideale Methode, um ein aufgewühltes Herz zu beruhigen. Natürlich löst sie nicht die Ursache dieses Problems, aber sie wirkt ausgleichend und rückt die Dinge so zurecht, daß das Problem vernünftig gelöst werden kann. Dieses Buch beabsichtigt nicht, orthodoxe medizinische Anweisungen und Therapien zu ersetzen. Wenn es notwendig ist, ärztliche Hilfe in Anspruch zu nehmen, ist das im Text erwähnt. Vor allem ist es wichtig, verordnete Medikamente nicht ohne Rücksprache mit dem Arzt abzusetzen!

Das Buch besteht aus drei Teilen. Im ersten Teil werden die emotionalen Probleme, ihr Stellenwert in der Homöopathie und die Prinzipien der homöopathischen Methode besprochen. Im zweiten Teil geht es um spezielle emotionale Probleme. Der dritte Teil enthält schließlich die Materia Medica und die wichtigsten Merkmale aller Mittel, die in diesem Buch besprochen sind. Es folgt ein therapeutischer Index, in dem von A bis Z die häufigsten Emotionen und emotionalen Probleme mit ihren entsprechenden Heilmitteln aufgeführt sind.

Fließdiagramme erleichtern eine schnelle Unterscheidung der Mittel in den meisten Behandlungsgruppen. Obwohl sie sehr kurz gefaßt und keineswegs definitiv sind, können sie helfen, rasch einen Hinweis zu finden.

Lesen Sie den ersten Teil dieses Buches sorgfältig, um die zugrundeliegenden Prinzipien zu verstehen. Im zweiten Teil werden in den eingehenden Kapiteln die besten oder häufigsten Mittel für die jeweilige Störung erläutert. Die Materia Medica bietet eine ausführlichere Analyse der einzelnen Mittel. Schließlich gibt der Therapeutische Index, als schnelle Hilfe, noch Hinweise auf die *wahrscheinlichsten* Mittel bei den häufigsten emotionalen Störungen. Die Materia Medica wiederum erlaubt eine abschließende Überprüfung.

Emotionen regieren unser Leben. Wie wir sehen werden, beeinflussen sie unsere Art zu denken und zu fühlen. Die Homöopathie wirkt direkt auf diese Emotionen; sie harmonisiert und gleicht so den Menschen aus. Sie überzeugt auf sanfte Art und Weise und ist eine *feinsinnige* Behandlungsform, die den inneren Kern des Problems erreicht.

*Keith Souter*

# I. TEIL

# Emotionen
## und
# Homöopathie

# 1. Unser Gefühlsleben

Zwei Dinge sind allen Menschen gemein: Gedanken und Gefühle. Beide sind oft eng miteinander verwoben, denn unsere Gefühle beeinflussen unsere Art zu denken, ebenso wie auch die Gedanken unsere Gefühle beeinflussen können.

Eine Emotion ist die Erfahrung eines Gefühls oder einer Stimmung, durch die wir dazu getrieben werden, in einer besonderen Art und Weise zu denken oder zu handeln. Darüber hinaus können wir körperliche Empfindungen oder Gefühle erfahren, die wir später mit dieser Emotion verbinden.

Meist wird eine Emotion ganz offensichtlich durch etwas ausgelöst, und wir finden eine rationale Erklärung, weshalb wir gerade dieses Gefühl haben. So fällt z. B. eine junge Witwe am Todestag ihres Mannes in eine tiefe Depression und weint. In ähnlicher Weise kann ein Schulkind, das vor der ganzen Klasse einen Text laut vorlesen muß, Angst bekommen, sein Herz schlägt schneller, und es beginnt zu schwitzen. Die meisten Menschen können diese beiden Beispiele nachempfinden.

Weshalb wir diese Gefühle empfinden, ist schwer zu erklären. Wir lernen Sie nicht auf dieselbe Art und Weise, wie z. B. Fakten oder Fertigkeiten. Die Erfahrung der Wut ist wahrscheinlich für ein Kleinkind aus dem holländischen Flachland dieselbe, wie für einen alten Mann am Fuße des Himalaya. Die Intensität der Emotion, ihr Ausdruck und ihre Ursachen mögen verschieden sein, könnten sie jedoch ihre Gefühle miteinander vergleichen, würden sie über dieselbe Sache sprechen.

Zweifellos sind einige Gefühle nützlich, denn sie verhelfen uns zu einer richtigen Orientierung. Andere wiederum nützen uns deshalb, weil sie uns in angemessener Weise reagieren lassen. In dieser Hinsicht kann man Gefühle, z. B. mit dem Schmerz vergleichen, der uns dazu zwingt, ihn zu lindern oder seine Ursache zu beseitigen. Wenn die Emotionen länger als der auslösende Stimulus bestehen bleiben, entwickeln die Betroffenen glücklicherweise bald das, was wir dann ein »emotionales Problem« nennen.

Und ähnlich wie beim Schmerz, der noch andauert, obwohl sein Auslöser schon lange verschwunden oder abgeheilt ist, können auch emotionale Probleme die unterschiedlichsten Nebenwirkungen verursachen, die das Wohlbefinden beeinträchtigen.

## Die Bestandteile der Emotionen –
## Gefühle, Empfindungen und Handlungen

Die Wissenschaft tut sich schwer damit zu definieren, was eine Emotion eigentlich ist. Im allgemeinen wird ein Gefühl unter folgenden drei Aspekten betrachtet: dem psychologischen, dem physiologischen und dem Verhaltensaspekt.

Nehmen wir z. B. die Emotion Furcht. Wenn sich jemand in einer gefährlichen Situation befindet, hat er wahrscheinlich das »Gefühl«, daß etwas Unangenehmes geschehen wird. Er beginnt zu schwitzen, sein Herz rast, und er spürt ein Flattern in der Magengegend. All das bewirkt, daß er sich wünscht, aus dieser Situation herauszukommen, und zum Beispiel davonläuft. Er kann aber auch das Gefühl bekommen, daß er diese beängstigende Situation überwinden muß, und bereitet sich auf einen Kampf vor.

Die psychologische Komponente dieser Emotion ist das Gefühl einer bevorstehenden Unannehmlichkeit. Physiologisch gesehen erzeugt das Nebennierenmark das Hormon Adrenalin, das den Herzschlag beschleunigt, den Mund trocken werden läßt und die Darmmotorik verändert. Dieser physiologische Effekt dient dazu, den Körper auf Kampf oder Flucht vorzubereiten. Der Aspekt des Verhaltens äußert sich schließlich in der Art, wie der Betroffene handelt oder sich benimmt.

Unter diesem Blickwinkel betrachtet, besteht die Wahrscheinlichkeit, daß es einen Auslöser gibt, der zu diesem psychologischen »Gefühl« führt. Dieses wiederum erzeugt die körperlichen Reaktionen, die dann zu der charakteristischen Handlung oder dem Verhalten führen, das mit dieser besonderen Emotion in Verbindung gesetzt wird. Deshalb weinen wir, wenn wir traurig sind, oder wir lachen, wenn wir glücklich sind. Nicht alle Psychologen stimmen jedoch mit dieser Theorie überein.

Gemäß der James-Lange'schen Regel, die erstmals 1884 von dem amerikanischen Psychologen William James und dem norwegischen Psychologen Lange aufgestellt wurde, entstehen die körperlichen Reaktionen zuerst. Sie lösen dann das psychologische Gefühl aus, das uns die Emotion empfinden läßt.

Wenn wir die sogenannten Grundemotionen in Betracht ziehen, dann scheint dies plausibel zu sein. Wenn wir unser erstes Beispiel, die Angst, betrachten, dann kann der Ausstoß von Adrenalin im Körper zu einer Kampf- oder Fluchtreaktion führen. Andererseits erscheint es mir etwas naiv zu glauben, daß ein Stimulus Sie zum Weinen bringt und daß Sie sich als Folge dessen davon traurig fühlen.

Wenn man jedoch all diesen Fragen nachgeht, wird man leicht in eine Diskussion über die Henne oder das Ei verwickelt. Der wichtige Punkt ist die Erkenntnis, daß Emotionen *eine offensichtliche Stelle* markieren, an der die *Funktionen* von Körper und Seele einswerden. Später werden wir sehen, daß das genau der Grund ist, weshalb die Homöopathie so zur Behandlung von emotionalen Problemen geeignet ist.

## Emotionen

Der Mensch hat immer gewußt, daß er verschiedenen Emotionen unterworfen ist. Der Glaube der Alten bestätigt das, wenn man die Namen vieler ihrer Götter, die überliefert sind, betrachtet. Die Griechen glaubten z. B., daß Ares, der Gott des Krieges, immer

von seinem Sohn Phobos (Furcht) begleitet wird und daß der Gott
Pan es liebt, einsame Wanderer plötzlich zu erschrecken. An die-
sem Beispiel werden zwei häufige emotionale Störungen deutlich:
Phobien und Panik.

Die alten Chinesen betrachteten Emotionen als feste Bestandteile
des Lebens. Die traditionelle chinesische Medizin ist der Ansicht,
daß Krankheiten entstehen können, wenn eine der fünf negativen
Emotionen über einen langen Zeitraum andauert. In diesem System werden Trauer, Angst, Zorn, Ungeduld und Grübeln als
wichtige Emotionen betrachtet. Interessanterweise sind die Chinesen davon überzeugt, daß nicht nur die negativen Emotionen Störungen verursachen können. Wenn ein Mensch zu lange glücklich
ist oder zu lange und zu viel nachdenkt, kann auch dies zu Krankheit führen.

Trotzdem scheinen die fünf Gefühlsqualitäten der Chinesen und
ebenso ihr Konzept der »Hemmung« viel von dieser Thematik ab-
zudecken. Wir im Westen scheinen noch unter anderen Emotionen wie Schuldgefühl, Eifersucht und Haß zu leiden. Und natürlich
erfahren die Menschen der ganzen Welt die Liebe, ob sie nun er-
widert wird oder nicht.

## Emotionale Störungen

Ängste und Depressionen sind die beiden häufigsten emotionalen
Störungen, von denen wir Menschen im Westen betroffen sind. Sie
machen etwa 60 Prozent aller emotionalen Störungen aus. Ursache
und Grad der Emotion unterscheiden sich von Person zu Person.
Ängste können von einem leichten, nervösen Vorgefühl vor einem
Ereignis bis hin zum lähmenden Panikanfall gehen. Ebenso kann
eine Depression von einem leichten Gefühl der Niedergeschlagenheit bis zu tiefer Verzweiflung reichen. Selbstzerstörerische Handlungen und sogar Suizidversuche können letztere begleiten.

Phobien betreffen etwa 15–20 Prozent der Bevölkerung. Phobien
sind Zustände von extremer Angst, wenn der Betreffende mit ei-

> **Wenn sich jemand etwas antun oder nicht mehr weiterleben möchte, muß sofort ein Arzt aufgesucht werden!**

nem Objekt oder einer Situation konfrontiert wird, die tatsächlich keinerlei ernsthafte Gefahr in sich birgt. Obwohl sich das Opfer dieser Tatsache bewußt ist, ist es nicht in der Lage, diese Situation zu meistern, sondern meidet sie. Menschen, die Ansammlungen fürchten (Agoraphobie), verlassen eventuell nie ihr Haus; solche, die in geschlossenen Räumen Angst haben (Klaustrophobie), können womöglich nie einen Lift benutzen, und solche mit speziellen Phobien, wie z. B. einer Katzenphobie, werden wahrscheinlich nie jemanden besuchen, ohne sich zuvor vergewissert zu haben, daß keine Katzen in der Nähe sind. Diese Störungen können in der Tat unglaublich einschränken. Wut ist etwas, das gewöhnlich jeder Mensch von Zeit zu Zeit erlebt. Bei einigen Menschen entsteht sie jedoch so plötzlich, daß sie sich wie Ausgestoßene fühlen: Ihr Leben ist ein beständiger Kampf, ihr Temperament zu kontrollieren. Beruf, Beziehungen und sogar einfache soziale Verbindungen können unter diesen plötzlichen Wutanfällen leiden.

In geringerem Ausmaß kann auch Reizbarkeit belastend sein. Diese Emotion läßt die Betroffenen aus dem geringsten Anlaß aufflammen und kann so chronisch werden, daß das ganze Leben nur noch zynisch betrachtet wird.

Das grünäugige Monster der Eifersucht kann sein häßliches Haupt in jedem Lebensalter – von der Kindheit bis zum Alter – erheben. Manchmal verbirgt es sich nach einem kurzen Anfall unter der Oberfläche, manchmal jedoch bohrt sich sein feindseliger Blick in den Unglücklichen und kontrolliert sein ganzes Leben.

Schuldgefühl ist eine der destruktivsten Emotionen. Die Psychoanalyse vertritt die Theorie, daß sie eine der Hauptursachen für die Entstehung von Krankheiten ist. Um die Empfindung des Schuld-

gefühls zu vermeiden, entwickelt die Seele eine Anzahl von unbewußten Abwehrmechanismen, die dem Betroffenen erlauben, mit
Gefühlen umzugehen, die normalerweise zu einem Schuldempfin-
den führen würden. Zu diesem Thema kehren wir im fünften Kapitel zurück.
Natürlich gibt es in jedem Leben Zeiten, in denen man sich in einem Tief befindet. Für Frauen wiederholt sich monatlich die prämenstruelle Phase, in der sie möglicherweise aus dem Gleichgewicht geraten. Zwischen dem Eisprung und der Periode geschehen
tiefgreifende hormonelle Veränderungen. Zusätzlich kann eine
ungewöhnliche Ernährung den Mineral- und Elektrolythaushalt
durcheinanderbringen. In dieser sensiblen Zeit leiden viele Frauen
am prämenstruellen Syndrom (PMS). Einige Frauen fürchten sich
vor dieser Zeit, denn sie bringt viele verschiedene und uncharak-
teristische Emotionen mit sich, die von Depressionen über Eifersucht bis hin zu Anfällen von Gewalttätigkeit gehen können.
Das Körperbild, das eine Person von sich selbst hat, ist sehr wichtig. Wenn jemand ein negatives Körperbild hat, dann ist wahrscheinlich auch sein Selbstwertgefühl schwach. Manchmal ist dieses Bild verzerrt und führt zu Eßstörungen wie Anorexia nervosa
und Bulimie. Diese Störungen sollten nicht heruntergespielt werden.

> *Wenn jemand nur noch an Schlankwerden, Diät oder – im*
> *Gegenteil – an exzessives Essen denkt, sollte ein Arzt auf-*
> *gesucht werden.*

Wer voller Kummer und Sorgen ist, hat Probleme beim Einschlafen. Der »Normale Schläfer« hat keine Vorstellung vom Elend der
Schlaflosigkeit. Unglücklicherweise betrachten viele Betroffene
ihr Problem mit Hilfe von Schlafmitteln als gelöst. Leider geht das

auf ihre eigenen Kosten, denn man muß nicht viele von diesen Pillen einnehmen, um drogenabhängig zu werden.

Tatsächlich sind auch viele Entspannungsgewohnheiten letztlich Ausgleichsmechanismen, die sich häufig als zweischneidiges Schwert erweisen. Die Betroffenen verfallen in Gewohnheiten, die sie für lebenswichtig halten. Nikotin, Alkohol, Koffein und Benzodiazepin scheinen anfangs zu helfen, doch sie fordern ihren Preis.

Schließlich gibt es noch die Liebe. Das Gefühl, mit dem man angeblich Berge versetzen kann. Sie hat viele Arten und Ausdrucksformen und kann süß oder bittersüß sein. Einige Menschen können tatsächlich krank vor Liebe werden.

Da es viele und verschiedene Emotionen gibt, sind auch die emotionalen Störungen unzählig. Während die Ursache des Problems oft nicht zu ändern ist, kann sich der Bewußtseinszustand glücklicherweise ändern. Es ist möglich, Harmonie und Gleichgewicht wiederherzustellen, so daß der Betroffene seine Probleme in Ruhe betrachten und vermutlich auch bewältigen kann.

## Anfällige Konstitutionen

Jeder von uns kennt Leute, die man als *Grantige,* geborene Schwarzseher, lebenslange Depressive, Schuldbeladene, Jammerer oder ähnliche beschreibt. Anders ausgedrückt, es gibt Menschen, die bei jedem emotionalen Sturm obenauf bleiben oder nur vorübergehend eine Emotion durchlaufen, wohingegen andere in einer für sie typischen Art und Weise auf Emotionen reagieren. Man muß kein Psychologe, Psychiater oder erfahrener Beobachter der menschlichen Natur sein, um festzustellen, daß einige Menschen empfindlicher als andere sind. Wenn sie mit einer streßauslösenden Situation konfrontiert werden, reagieren sie entsprechend ihrer Veranlagung. Wenn wir uns vorstellen, daß fünf Repräsentanten dieser Gruppe dasselbe Trauma erleiden, dann werden alle mit Wut, Angst, Trauer, Selbstvorwürfen oder Selbstmitleid reagieren.

Denn anscheinend reagieren die Menschen ihrer Konstitution entsprechend. Das zu wissen ist offenbar sehr wichtig: Wenn man
nämlich voraussagen kann, wie eine Person wahrscheinlich reagieren wird, zeigt uns das jeweilige emotionale Reaktionsmuster auch
den besten Weg, damit fertigzuwerden.

Wie Sie später noch sehen werden, gibt es häufig noch andere Anzeichen, die auf ein besonderes Reaktionsmuster aufmerksam machen. Es kann sein, daß eine Person besonders auf Wetterverhält-
nisse reagiert, besondere Speisen bevorzugt, zu bestimmten
Beschwerden neigt oder sogar bestimmte körperliche Merkmale
aufweist.

Natürlich kann eine Person, die sich die meiste Zeit in einer depressiven Phase befindet, auch mit Wut, Angst oder Selbstvorwürfen reagieren. Eine Emotion kann zur nächsten führen oder die
gerade »passende« Emotion sein. Manchmal können diese Ge-
fühlsvermischungen ziemlich quälend sein, aber wie beim Gordi-
schen Knoten ist es möglich, sie aufzulösen und angemessen mit
ihnen umzugehen.

### Homöopathie, eine holistische Annäherung

Wie ich zu Beginn dieses Kapitels erwähnte, bestehen Emotionen
aus verschiedenen Elementen. Das Gefühl wird oft von körperlichen *Reaktionen* und Verhaltensmustern begleitet. Das bedeutet,
daß sich Emotionen auf den Geist, den Körper und die Umgebung
auswirken können. Von daher ergibt sich, daß der beste Weg der
Annäherung darin besteht, das Gefühl, die *Reaktion* und das Ver-
haltensmuster als Teil des Ganzen zu studieren. Genau das geschieht bei der holistischen Annäherung.

Wie Sie in den nächsten drei Kapiteln sehen werden, ist das die
Grundlage der Homöopathie und einer der logischsten Wege,
emotionale Störungen zu überwinden.

# 2. Die Prinzipien der Homöopathie

Homöopathie ist eine sanfte Form der Medizin, die schon den alten Griechen bekannt war. Das zeigt sich in der Abstammung von den griechischen Wörtern homoios »ähnlich« und pathos »Leiden«. Der Begriff Homöopathie bedeutet, daß Ähnliches durch Ähnliches behandelt wird.

Der große Arzt Hippokrates lehrte als erster, daß es zwei Wege gibt, um Kranke zu heilen. Erstens konnte man durch »Gegensätzliches« und zweitens durch »Ähnliches« heilen. Ein Arzt konnte ein Medikament geben, um den Symptomen entgegenzuwirken – das entsprach dem Gesetz des Gegensatzes. Er konnte aber auch Medikamente geben, die die Fähigkeit hatten, die gleichen Symptome hervorzurufen wie die, an denen der Kranke litt – das entsprach dem Gesetz der Ähnlichkeit.

Er glaubte, daß der Arzt in beiden Fällen nur die richtigen Bedingungen für die innere Heilkraft schaffen würde, die »vis medicatrix naturae«, die dann zur Heilung führen. Über Jahrhunderte hinweg wandten Ärzte diese beiden Methoden an, aber erst im 18. Jahrhundert wurde das Ähnlichkeitsprinzip als klares System formuliert. Der Begründer dieser Theorie war ein exzentrisches Genie namens Samuel Hahnemann.

## Dr. Samuel Hahnemann

Als Sohn eines Porzellanmalers der berühmten Meißener Porzellanmanufaktur promovierte Samuel Christian Hahnemann (1755 bis 1843) im Jahre 1779 an der Universität Erlangen. Nach einigen unglücklichen Jahren als Arzt war er völlig enttäuscht von den ziemlich groben und zweifelhaften Methoden der damaligen Me-

dizin. In einer Art, die typisch für sein Naturell war, gab er seine
Praxis auf und begann Chemie zu studieren. Mit Schreib- und
Übersetzungsarbeiten bestritt er einen bescheidenen Lebensstil.
Als er um 1700 ein Buch des hervorragenden schottischen Arztes
Cullen übersetzte, stieß er auf eine Passage, die sich mit der Behandlung von Malaria mit Chinin befaßte. Obgleich das damals
(wie heute) als angemessene Behandlung dieser Erkrankung galt,
zweifelte er an Cullens Erklärung, daß die Heilung durch eine to-
nisierende Wirkung des Medikaments auf den Magen zustande
kam. Er begründete seine Ansicht damit, daß andere starke Tonica
keine so wohltuende Wirkung hätten. Chinin müsse von daher ein
anderer Wirkungsmechanismus zugrunde liegen. Als erfahrener
Chemiker nahm er selbst einige Tage lang Chinin ein, worauf sich
bei ihm Symptome von Malaria zeigten.
So war die Idee geboren, daß eine Droge, die bei einem Gesunden
Krankheitssymptome hervorrufen konnte, auch eine Krankheit,
die dieselben Symptome hervorbrachte, heilen konnte. In den folgenden Jahren kehrte Hahnemann wieder zu seiner Praxis zurück
und entwickelte das Konzept von »similia similibus curentur«
(»Ähnliches wird durch Ähnliches geheilt«). Dazu nahmen er, seine Familie und seine Freunde verschiedene Substanzen ein, um die
Symptome zu untersuchen, die sie beim Gesunden hervorriefen.
1810 gab er sein Buch »Das Organon der rationalen Heilkunst«
heraus. In ihm legte er seine Ideen zum System der homöopathischen Medizin dar.
Anfangs verschrieb Hahnemann seine Mittel in der zur damaligen
Zeit üblichen Dosierung. Die Ergebnisse waren gut, aber er be-
merkte, daß viele Patienten an einer anfänglichen Verschlechte-
rung ihrer Beschwerden litten, bevor es ihnen dann besser ging.
Daher gab er versuchsweise nur noch ein Zehntel der ursprünglichen Dosis. Auch hier waren die Ergebnisse gut, dennoch traten
weiterhin Verschlechterungen auf, wenn auch weniger ausgeprägt.
Daher verflüssigte er die Arzneimittelgabe und verordnete nur

noch ein Zehntel der vorherigen Dosis. Wie vorhergesehen verschwanden die Verschlechterungen und mit ihnen auch die Heilwirkung. Seine Verdünnungen hatten einen Punkt erreicht, an dem sie unwirksam wurden.

Die Idee der Homöopathie hätte an diesem Punkt sterben können, wenn Hahnemann nicht ein unglaubliches Phänomen entdeckt hätte. Er fand nämlich heraus, daß bei heftigem Schütteln jeder fortlaufenden Dilation (Verdünnungsstufe) das so entstandene Mittel nicht nur geringere Verschlechterungen hervorbrachte, sondern auch viel wirksamer wurde. Diesen Vorgang des Schüttelns nannte er »Potenzierung«, einen der Grundsteine der Homöopathie.

## Die Verbreitung der Homöopathie

Als Hahnemann im Jahre 1843 im Alter von 88 Jahren starb, war die Homöopathie schon weit verbreitet. In England hatte Dr. Harvey Quin im Jahre 1844 die Britische Homöopathische Gesellschaft gegründet und trug dazu bei, im Jahre 1859 das Londoner homöopathische Krankenhaus zu eröffnen.

Auch andere Bekehrte trugen zur Verbreitung der Homöopathie bei. Ende des 19. Jahrhunderts gab es in ganz Europa, Rußland, Nord- und Südamerika und Indien homöopathische Krankenhäuser. Zum jetzigen Zeitpunkt gibt es in Indien wahrscheinlich mehr Homöopathen als in der übrigen Welt.

## Die Lebenskraft

Das Konzept der Lebenskraft gehört mit zum Wichtigsten der Hahnemann'schen Theorie der Homöopathie. Er schrieb: »Ohne die Lebenskraft ist der Körper nicht in der Lage zu fühlen, zu handeln oder sich selbst zu erhalten.«

Aus seiner Sicht wirkte das Mittel nicht auf die Krankheit, sondern auf die Lebenskraft ein, um den Körper wieder ins Gleichgewicht zu bringen.

Hahnemann war nicht der erste, der auf das Konzept der Lebenskraft gestoßen war. Es war schon seit vielen Jahrhunderten und bei verschiedenen zivilisierten Kulturen bekannt. Die alten Chinesen nannten es »Qi«, und indische Yogis nannten es »Prana«. Viele Gelehrte gingen im Laufe der Geschichte von der Annahme der Lebenskraft aus: Paracelsus z. B. nannte sie Munia, die Alchemisten Lebensfluid und Baron von Reichenbach, der deutsche Chemiker, der das Kreosol entdeckte, nannte sie Od. In diesem Jahrhundert wurde es von Wilhelm Reich mit dem Begriff Orgon bezeichnet.

In all diesen Fällen wird die Lebenskraft trotz leicht unterschiedlicher Interpretationen als Energieform betrachtet, die alle Lebewesen während ihres Lebens durchdringt und ein wesentlicher Bestandteil ihrer Existenz ist.

Die orthodoxe Medizin lehrt dies nicht, denn sie basiert stark auf dem biochemischen Modell, das den Körper als komplizierte Maschine sieht, die aus einer riesigen Anzahl von Zellen besteht. Jede dieser Zellen funktioniert wie eine kleine biochemische Fabrik. Die Zellen bilden Gewebe, die Gewebe bilden Organe, und die Organe bilden Organsysteme. Über all diesem steht das Gehirn als ein biologischer Computer von unglaublicher Komplexität.

Dieses Modell kann jedoch nicht alles erklären. Leben in seinen tausendfachen Formen und in seiner Komplexität ist offensichtlich mehr als nur eine chemische Reaktion in den Zellen, der Ausstoß von Hormonen ins Blut oder die elektrische Aktivität der Nerven. Ohne eine geistige Dimension auch nur anzunehmen, meine ich, daß die Chemie allein weder das Bewußtsein noch die Gedanken, noch das ganze Feld der Emotionen, die ein wichtiger Bestandteil des Lebens sind, erklären kann.

Wenn wir die Leiter der Evolution vom einfachen einzelligen Organismus hinaufsteigen, werden die Funktionen der Zellen, die den Organismus ausmachen, immer spezialisierter und unabhängiger. In komplizierteren Organismen werden ganze Gruppen von

Zellen zu Gewebe und haben eine gemeinsame Funktion, die ein anderes Gewebe nicht hat. Eine extreme Ausprägung davon ist in den menschlichen Nervenzellen zu sehen, die nur als Nervenzellen arbeiten können, da sie so spezialisiert sind.

Das biochemische Modell hat auch keine Erklärung für die Organisation der Zellen. Wie z. B. entwickeln sich Zellen zu diesem oder jenem Typ? Und wenn sie ein Gewebe gebildet haben, was bringt sie dazu, wohlkoordiniert mit den Nachbarzellen zu arbeiten? Wie kann ein Gewebe seine Integrität bewahren?

Es ist eine Tatsache, daß die Körperzellen unaufhörlich absterben und neue an ihre Stelle treten. Offensichtlich besteht hier ein feines Gleichgewicht, denn sonst würden unsere Organe schnell zu einem vollkommenen Chaos degenerieren. Kann es sein, daß die Nachbarzellen eine Art Bewußtsein vom Gesundheitszustand einer sterbenden Zelle haben, vielleicht durch die Absonderungen von chemischen Stoffen oder ähnlichem? Sicherlich besteht eine gewisse Art der Kontrolle, aber dennoch kann das biochemische Modell keine adäquaten Erklärungen bieten.

Zur Zeit häufen sich die Beweise, daß der kontrollierende Einfluß nicht biochemischer, sondern biophysikalischer Art ist. Das trifft sich mit der Idee der Lebenskraft von Hahnemann, die ein Feld im und außerhalb des Körpers bildet und einen »ätherischen« Körper formt. In der jüngsten Vergangenheit haben Biophysiker diesen ätherischen Körper untersucht und kamen zu dem Schluß, daß er – ähnlich wie ionisiertes Plasma – ein Energiefeld ist. Daher wird er auch Bioplasma genannt. Dieses Energiefeld funktioniert vermutlich wie ein Informationssystem, das als Schablone für die Entwicklung des Fötus, die Gewebeorganisationen und die Reparatur von geschädigten Geweben fungiert. Es ist in der Tat ein Energiedoppel des physischen Körpers, beide haben eine komplizierte Verbindung miteinander und bilden ein allgegenwärtiges, verflochtenes, bioelektrisches Netz mit allen subzellularen Strukturen und Organmolekülen eines Halbleitersystems.

Da der ätherische und physische Körper so miteinander verbunden sind, hat jeder die Kraft, auf den anderen einzuwirken. In bezug auf die Gesundheit bedeutet das, daß eine Krankheit durch eine direkte Einwirkung auf den physischen oder den ätherischen Körper entstehen kann.

Wie wir im nächsten Kapitel sehen werden, sind auch unsere Gedanken und Gefühle eng mit diesem feinen Netzwerk verbunden. Und das ist auch der Grund dafür, daß die Homöopathie so viel anzubieten hat.

## Die Prinzipien der Homöopathie

Aus den vorhergehenden Abschnitten ist ersichtlich, daß, von der Lebenskraft einmal abgesehen, das Gesetz der Ähnlichkeit und die Verwendung potenzierter (geschüttelter) Mittel die beiden Hauptprinzipien der Homöopathie sind.

### Die Ähnlichkeitsregel

Sie besagt, daß eine Substanz, die Symptome beim Gesunden erzeugt, zur Behandlung derselben Symptome beim Kranken verwendet werden kann. Daher heißt es auch »similia similibus curentur« – Ähnliches wird durch Ähnliches geheilt.

Am besten vergleicht man den Symptomenkomplex des Patienten mit den toxischen Wirkungen des Mittels. Es gibt meist einige verwandte Mittel, aber das am besten passende wird »Simile« (Ähnliches) genannt. Das Gift von Belladonna hat z. B. eine toxische Wirkung, die der Scharlacherkrankung ähnelt. Wenn eine Person nun an einem klassischen Scharlach erkrankt, ist Belladonna das entsprechende Simile. Das ist ein ziemlich einfacher Fall.

Der Homöopath versucht, ein Mittel zu finden, das zum *Patienten* paßt und nicht ein Mittel *für* eine bestimmte Erkrankung. Stellen Sie sich fünf Personen vor, die alle gleich alt sind, den gleichen

Hintergrund haben und alle an Depressionen leiden. In der Schulmedizin gibt man allen fünf das gleiche Mittel, nämlich ein trizyklisches Antidepressivum. Ein Homöopath jedoch achtet genau auf die Symptome eines jeden einzelnen und verschreibt schließlich jeder Person ein anderes Mittel. In der Homöopathie wird eben der einzelne Mensch, nicht die Krankheit, behandelt.

## Das Gesetz der Heilung

Ein anderes wichtiges homöopathisches Prinzip ist das Gesetz der Heilung, das der amerikanische Homöopath Constantin Hering formulierte. Er stellte fest, wie eine Heilung wirkt:

– Von oben nach unten.
– Von innen nach außen.
– Von den größeren zu den kleineren Organen.
– Die Symptome verschwinden in umgekehrter Reihenfolge ihres Erscheinens.

Bevor eine körperliche Verbesserung eintritt, fühlt sich der Patient emotional besser. Und bei einer Erkrankung, bei der zuerst ein Husten und später ein Hautausschlag auftritt, wird zuerst der Ausschlag, der als letzter aufgetreten ist, verschwinden, bevor sich der Husten legt.

## Heilmittel aus vielen Quellen

Die moderne homöopathische Materia Medica enthält über zweitausend Mittel. Alle möglichen Dinge werden verwendet, von einfachen Sachen wie gewöhnlichem Kochsalz bis hin zu exotischen Kakteen, Schlangengiften und kostbaren Metallen wie Gold.
Bei der Behandlung von emotionalen Störungen verwenden wir Substanzen, die, wenn sie in purer Form eingenommen würden, spezielle Emotionen beim gesunden Menschen hervorriefen. Das Gift Arsen z. B. erzeugt starke Ängste, Sepia (Tinte vom Tinten-

fisch) erzeugt Depressionen und Strychnin erzeugt Reizbarkeit
und Ärger.

## Potenz und die geringste Dosis

Obwohl die Homöopathie die geringsten Arzneimitteldosen verwendet, ist das Ähnlichkeitsgesetz die Crux der Methode. Wenn
man nicht das richtige Mittel gefunden hat, ist die Frage der Potenz
beinahe unwichtig.

Potenzieren bedeutet weit mehr als nur verdünnen. Denn der Vorgang der Potenzierung scheint tatsächlich die Kraft eines Mittels
zu vergrößern, so daß es wirksamer wird. Das Mittel verliert an
stofflicher Konzentration und gewinnt dabei mehr Energie.

Um homöopathische Mittel herzustellen, werden zwei verschiedene Methoden verwendet. Bei der ersten Methode werden lösliche
Substanzen bis zu drei Wochen lang in Alkohol ausgezogen und
anschließend gefiltert – das ergibt dann die Urtinktur. Diese wird
dann in 40prozentigem Alkohol aufgelöst und zwar im Verhältnis
1:10 oder 1:100. Dann wird das Mittel einige Sekunden lang heftig
geschüttelt, ein Vorgang, den man Verschüttelung oder Schütteln
nennt, um die erste Verdünnung auf einer der beiden gebräuchli-
chen Potenzierungsskalen herzustellen.

Die 1:10-Skala wird Dezimalskala genannt und mit dem Buchsta-
ben D gekennzeichnet (X in England). Die erste Potenz ist daher
die D1.

Die 1:100-Skala wird Centesimalskala genannt und mit dem Buch-
staben C gekennzeichnet. Die erste Potenz ist die C1.

Um die nächsthöhere Potenz herzustellen, wird ein Teil der ersten
Potenz genommen und im Verhältnis 1:10 oder 1:100 verdünnt und
dann wie schon zuvor geschüttelt, um die D2 oder C2 herzustellen.

Das bedeutet, daß nicht viele Verdünnungen nötig sind, um die
Konzentration der Ausgangssubstanz deutlich zu verringern. Bei
der 6. Potenz auf der Dezimalskala (D6), die der 3. Potenz auf der
Centesimalskala (C3) entspricht, ist die Urtinktur eins zu einer

Million verdünnt! Bei der 6. Potenz der Centesimalskala (C6) ist die Verdünnung eins zu einer Billion. Diese Zahlen kann man sich fast nicht mehr vorstellen. Nach dem Avogadroschen Gesetz, ist es unwahrscheinlich, daß sich in der C12 noch ein einziges Molekül der Ausgangssubstanz nachweisen läßt.

Die zweite Methode wird bei festen Substanzen verwendet, die nicht in Lösung übergehen und deshalb nicht in Urtinkturen verwandelt werden können. Sie werden gemeinsam mit Milchzucker einige Stunden lang verrieben und zwar im Verhältnis 1:10. Dieser Prozeß wird Trituration genannt. Dieser Vorgang wird dreimal wiederholt, um zur D3 zu gelangen, danach kann das Mittel in Alkohol und Wasser gelöst und mit dem üblichen Verfahren weiterpotenziert werden.

Die C12 ist der Schnittpunkt aller Mittel; alle Mittel unterhalb dieser Potenz werden als Tiefpotenzen und die darüber als Hochpotenzen betrachtet.

**Wie wirken die Mittel?**

Aus dem Vorhergehenden ist zu ersehen, daß nur die Tiefpotenzen mittels einer chemischen Reaktion im pharmakologischen Sinne arbeiten. Wenn die Avogadosche Zahl überschritten wird, was bei der C12 der Fall ist, ist nichts mehr von der ursprünglichen Substanz in der Lösung. Wenn die Mittel trotzdem wirken, was sie ganz entschieden tun, muß das auf eine andere, feinstoffliche Weise geschehen. Ich persönlich glaube, daß sie eher auf biophysikalische als auf biochemische Weise wirken.

Die Forschung der letzten vierzig Jahre hat sich mit der Frage der Potenz beschäftigt. Wissenschaftliche Untersuchungen haben gezeigt, daß homöopathische Zubereitungen die Enzyme und das Wachstum von Hefe und Samen beeinflussen können, und das sogar oberhalb der C12.

Merkwürdigerweise wurde beobachtet, daß sich die Wirkung bei aufeinanderfolgenden Potenzen ins Nichts aufzulösen scheint.

Wenn z. B. gemessen wird, welche Wirkung eine homöopathische Substanz auf das Wachstum von Weizensamen hat, kann der verstärkende Effekt bei der C7 auftauchen, gefolgt von einer verlangsamenden Wirkung bei der C9, auf die wiederum eine Verstärkung bei der C11 folgt. Die tatsächliche Verstärkung kann bei der C11 und der C7 gleich sein, die Verlangsamung ist jedoch bei der C9, C13 und C17 die gleiche. Das legt die Vermutung nahe, daß die Potenzen nach Art einer energetischen Welle arbeiten.

Am meisten gefeiert wurden in der Forschung der letzten Jahre die Ergebnisse, die von Professor Jaques Benveniste in Paris im Juni 1988 in der wissenschaftlichen Zeitschrift »Nature« veröffentlicht wurden. Er berichtete, daß unter »homöopathisch zubereiteten« (*Anführungsstriche vom Autor*) und bis zur C60 potenzierte Dilationen von Ati-IgE bei bestimmten Typen von weißen Blutzellen ihre Fähigkeit zu färben verloren haben. Wie schon andere vor ihm, entdeckte er einen wellenähnlichen Verlauf von Aktivität und Inaktivität bei aufeinanderfolgenden Potenzen.

Diese Versuche wurden von fünf anderen Laboratorien wiederholt und bestätigt – von einem anderen Labor in Frankreich, zweien in Israel, einem in Italien und einem in Canada.

Eine von Benvenistes Schlußfolgerungen war, daß die Übermittlung der biologischen Information in einem Bezug zur molekularen Organisation des Wassers stehen könnte, da die Dilationen zuerst heftig geschüttelt werden müssen, damit sie wirken. Anders gesagt, enthält das Wasser dadurch einen energetischen Abdruck der ursprünglichen molekularen Energie. Vielleicht in der Art, wie sich Wassermoleküle mit anderen mittels einer Wasserstoffbrücke zusammenschließen.

Und das führt uns zur Natur des Mittels selbst. Homöopathische Mittel wirken nicht durch ihre chemische Zusammensetzung, sondern durch ihre hohe Energie und ihr Schwingungsmuster. Tatsächlich schwingt es in ähnlicher Weise wie der Gesundheitszustand der betreffenden Person, oder wie die Muster, die sie der

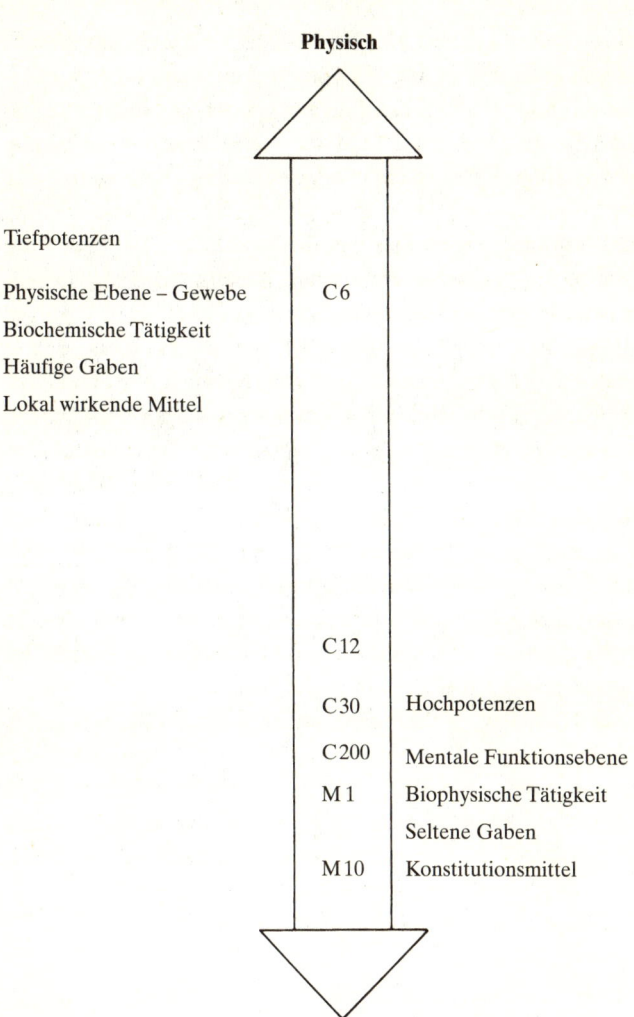

**Physisch**

Tiefpotenzen

Physische Ebene – Gewebe      C 6

Biochemische Tätigkeit

Häufige Gaben

Lokal wirkende Mittel

C 12

C 30      Hochpotenzen

C 200      Mentale Funktionsebene

M 1      Biophysische Tätigkeit

Seltene Gaben

M 10      Konstitutionsmittel

*Abb. 1*      **Mental**

Welt durch ihre Beschwerden, Gefühle und ihr Benehmen präsentiert. Wenn jemand das Mittel einnimmt, dann regt die Schwingung des Mittels seinen feinstofflichen Körper an, wieder in Harmonie zu kommen, und infolgedessen wird auch der physische Körper ausgeglichener.

**Welche Potenz?**

In der Homöopathie gibt es heftige Diskussionen darüber, ob man am besten hohe oder tiefe Potenzen verwenden sollte. Meine eigene Meinung dazu ist, daß dies davon abhängt, was man tun möchte. Ich glaube, daß Tiefpotenzen besser zu Störungen passen, die offensichtlich rein körperlich bedingt sind, denn sie wirken eher auf biochemischem Wege und auf die Gewebe ein. Wenn aber emotionale Probleme bestehen, muß man den feinstofflichen Körper behandeln. Wenn man eher auf biophysikalischer Ebene arbeiten will, bevorzugt man die höheren Potenzen (siehe Abb. 1).

Aus den obengenannten Gründen empfehle ich die Potenzen C30 oder C200 für alle Störungen, die in diesem Buch beschrieben sind. (Lesen Sie dazu den Abschnitt über die Einnahme der Mittel am Anfang des dritten Teils.)

# 3. Die Bedeutung von Emotionen in der Homöopathie

Das Ähnlichkeitsgesetz ist die Grundlage der Homöopathie. Das ähnliche, am besten zum Patienten passende Mittel enthält die größte Möglichkeit einer erfolgreichen Heilung.

Im vorangegangenen Kapitel wurde erläutert, wie das Mittel beim einzelnen Menschen auf den feinstofflichen und den physischen Körper wirken kann. Die energetische Natur des Mittels schwingt gleichsam in derselben Weise wie das Gesamtbild einer erkrankten Person und setzt eine Wiederherstellung der Harmonie in Gang. Anders ausgedrückt veranlaßt es die Lebenskraft zur Selbstheilung.

## Maya, die Welt der Illusion

Die Philosophie der Hindus ist der Ansicht, daß wir in einer Welt der Illusion leben, die Maya genannt wird. Obgleich das eine sehr philosophische Auffassung ist, konnte uns die Quantenphysik wissenschaftliche Einblicke in diese alte Weisheit vermitteln.

Alles besteht aus Molekülen, und alle Moleküle bestehen aus Atomen, die wiederum aus subatomaren Teilchen bestehen. Nichts, aber absolut nichts in unserer physischen Welt steht still. Es vibriert, hat Energie und *ist Energie*.

Der menschliche Körper besteht aus Zellen, Geweben, Organen und Organsystemen. Wenn wir uns vorstellen, daß alle subatomaren Teilchen, alle Atome, alle Moleküle in dieser unglaublich komplizierten Struktur in Bewegung sind, dann wird uns klar, daß hier eine ungeheure Aktivität besteht. Der Körper kennt nicht nur physische Funktionen, sondern auch die Gedankentätigkeit und die Wahrnehmung von Gefühlen.

Wie wir zuvor festgestellt haben, sind der feinstoffliche und der physische Körper keine getrennten Einheiten, sondern miteinander aufs innigste verbunden. Sie beeinflussen sich gegenseitig, so daß Fehlfunktionen des einen Körpers auch den anderen beeinflussen. Der feinstoffliche Körper repräsentiert den energetischen Teil, und der physische den materiellen Teil des Lebens.

Hier kommen wir auf die Vorstellung von Maya, der Illusion der Realität, zurück. Während alles in Bewegung und eine Form von Energie ist, nehmen wir es mit unseren Sinnesorganen anders wahr, als es ist. Anders gesagt, wir sind in unserer Wahrnehmung durch unsere fünf Sinne beschränkt. Wir sehen z. B. nur einen kleinen Ausschnitt aus dem elektromagnetischen Spektrum, wir hören nur eine begrenzte Anzahl von Tönen, und wir können nur Objekte ertasten, die eine besondere Ebene der Substanz erreicht haben – auch wenn wir von Gas umgeben sind, können wir es nicht fühlen. Natürlich können wir mit Hilfe der Technik auch über die Grenzen unserer Sinnesorgane hinaus »sehen«, »hören« oder »fühlen«, auch wenn die Technik selbst ihre Grenzen hat.

Die zugrundeliegende Realität ist viel komplizierter, als die Illusion es uns annehmen läßt.

### Die Schwingung »anzapfen«

Aus dem Vorhergehenden ergibt sich, daß jeder Mensch eine ganz individuelle Schwingung hat. Sie besteht aus seinen körperlichen und feinstofflichen Funktionen, seinen Gedanken, Wahrnehmungen und Gefühlen. Das ganze Ziel der Homöopathie besteht darin, sich in diese Vibration einzuschwingen, um herauszufinden, welches Mittel am ehesten die Harmonie wieder zurückbringt.

Eine homöopathische Diagnose benötigt so viele Informationen vom Patienten über seine Erfahrungen mit dem Leben wie nur irgend möglich. Das erlaubt dem Behandler, die individuelle Vibration einer Person zu interpretieren.

**Herz und Seele**

Beim Auswerten des richtigen Mittels muß man herausarbeiten, was wichtig in der Lebensgeschichte der Person ist. Von herausragender Wichtigkeit ist es, die mentalen und emotionalen Symptome des Patienten zu kennen. Das bedeutet, Vorlieben und Abneigungen, Haß, Leidenschaft, Furcht, Angst, Träumen und Verlangen eine besondere Aufmerksamkeit zu schenken. Altmodisch ausgedrückt, versucht man in das Herz und die Seele des Patienten hineinzusehen.

Bevorzugt er z. B. eine besondere Art zu leben? Bewundert er etwas, oder besteht eine Art Besessenheit, der er nachgeben muß, oder regieren fanatische Ansichten sein Leben? Machen ihn Frustrationen wütend, verzweifelt oder eifersüchtig, oder erzeugen sie andere Emotionen?

Sehr wichtig ist die »Natur« der Person. Ist sie im allgemeinen optimistisch, pessimistisch, friedlich, aggressiv, herrisch, flexibel, unflexibel usw.? Ist das Bild, das sie der Welt bietet und das Jung »Persona« nannte, wirklich das Spiegelbild ihrer Gefühle oder eine bloße Fassade?

Welche Erinnerungen hat die Person? Ist sie von vergangenen Kränkungen und Ressentiments besessen, sieht sie das Beste immer nur bei anderen, kümmert sie sich um seine Umgebung? All dies ist nicht nur bei der Behandlung von emotionalen Störungen, sondern auch in jeder anderen Hinsicht äußerst wichtig.

**Die Wertung der Symptome**

Die mentalen und emotionalen Symptome sind von größter Wichtigkeit bei der Auswahl des Mittels. Es gibt noch andere, weniger bedeutsame Allgemeinsymptome, die zum richtigen Mittel führen können.

Um das richtige Mittel zu finden, sollten die Symptome in folgender Reihenfolge betrachtet werden:

- *Die mentalen und emotionalen Symptome:* Der emotionale Zustand, psychische Neigungen; Besserung durch Trost, Musik; Streß; Introvertiertheit oder Extrovertiertheit; Ängste, sexuelles Verhalten usw.

- *Die Modalitäten:* Dinge oder Umstände, durch die sich der Patient besser oder schlechter fühlt. Im Haus oder im Freien: Vorlieben für ein bestimmtes Wetter, für Tageszeiten, für Bewegung oder Ruhe usw.

- *Verlangen und Abneigungen:* Speisen und Getränke, Verlangen z. B. nach Salz.

- *Körperliche Merkmale:* Gewisse körperliche Merkmale, Aussehen und Benehmen können sehr wichtig sein.

Wie wir sehen werden, gibt es auch besondere physische Erkrankungen und emotionale Störungen, die auf das richtige Mittel hinweisen:

- *Neigungen zu bestimmten Erkrankungen:* Beschwerden, zu denen man neigt oder geneigt ist; das können auch nicht mehr bestehende Probleme aus der Vergangenheit sein.

- *Gefühlsneigungen:* Emotionale Probleme, zu denen man neigt; z. B. eine Neigung zu Gefühlen wie Angst, Wut, Eifersucht oder Schuld.

Zusätzlich gibt es die besonderen Symptome, die charakteristisch für ein Mittel sind.
Dieses Raster sollte auf die ganze Materia Medica dieses Buches angewandt werden.

## Emotionen und das Gesetz der Heilung
Ich wiederhole das homöopathische Prinzip, daß Heilung auf folgende Weise geschieht:

– Von oben nach unten.
– Von innen nach außen.
– Von den größeren zu den kleineren Organen.
– Die Beschwerden verschwinden in der umgekehrten Reihenfolge ihres Erscheinens.

Daher werden, wenn das richtige Mittel gegeben wurde, die emotionalen Störungen meist zuerst schlimmer, denn der »Geist« ist der höchste Bereich: Er reflektiert die Gehirnaktivität, und das ist das wichtigste Organ. Wenn sich jedoch die emotionale Störung als letztes entwickelt hat, z. B. nach einer längeren physischen Krankheit, dann dauert es einige Zeit, bis sie verschwindet.

**Verschlimmerung der Symptome**
Homöopathische Mittel erzeugen oft eine vorübergehende Verschlimmerung der Symptome, wenn sie zu wirken beginnen. Bei akuten Beschwerden ist die Verschlimmerung meist nur von kurzer Dauer, bei chronischen Beschwerden dagegen kann sie einige Tage lang anhalten. Danach tritt gewöhnlich die Verbesserung ein. Wenn emotionale Symptome in der Vergangenheit unterdrückt worden sind und die Lebenskraft mit der Heilung beginnt, können die unterdrückten Emotionen kurzzeitig wiederkommen. Denn sie sind eingeschlossene Energien, die freigesetzt werden, und das ist in der Tat ein gutes Zeichen.
Darüber hinaus kann jedoch ein richtig gewähltes Mittel auch andere physische Zeichen hervorrufen. Wenn z. B. in der Vergangenheit ein Ekzem oder Asthmaleiden bestanden hat, dann kann dies kurzfristig wieder aufflammen.
Schließlich wird sich bei manchen Menschen die Heilkrise erst nach ein oder zwei Wochen zeigen. Der Zustand kann sich verschlechtern, und die Symptome einer Grippe oder Magenbeschwerden können auftreten. Das dauert gewöhnlich nur ein oder zwei Tage.

## Einige Fallbeispiele

**Rita W.** Sie ist 17 Jahre alt und Schulsprecherin. Sie war immer beliebt und wurde häufig beauftragt, der Klasse etwas zu demonstrieren. Sie schien extrovertiert, quälte sich aber heimlich wegen Angelegenheiten, die erst in einigen Tagen stattfinden sollten. Als man ihr sagte, sie solle bei der Versammlung die Morgenlesung übernehmen, wurde sie extrem verunsichert und erkrankte zwei Wochen vor dem festgesetzten Termin an Durchfall. Sie suchte mich auf, damit ich ihr ein Beruhigungsmittel gäbe.
Sie bekam Argentum nitricum verordnet, und die Wirkung war großartig. Die Angst vor dem Ereignis verschwand und mit ihr auch die Diarrhoe. Sie las bei der Versammlung ausgezeichnet vor.

**Paula B.** Sie ist 43 Jahre alt und Mutter von drei Kindern. Ihr Problem begann nach einer Einladung zum Abendessen bei einem Kollegen ihres Mannes. Dort sollte seine Ernennung zum Seniormanager einer Organisation gefeiert werden. Sie wurde depressiv, reizbar und extrem eifersüchtig. Sie wurde von dem Gedanken besessen, daß er ihr untreu sein könnte. Bald wurde diese Vorstellung so stark, daß sie seine Taschen, seine Aktenmappe und sein Auto durchsuchte, um einen Beweis für eine Affäre mit einer anderen Frau zu finden.
Sie war schon immer eine Plaudertasche gewesen, aber seit dieser Veränderung hatte sie fast nur noch ein Thema: Eifersucht. Auch war sie schon immer, besonders aber vor der Periode, gereizt gewesen, jetzt aber wurden diese Anfälle immer häufiger. Gelegentlich schlug sie sogar ihren Mann. Sie war sich klar darüber, daß die Kinder unter ihren Launen litten.
Sie suchte mich auf, als sie merkte, daß sich ihre Ehe in einer Krise befand. Ich stellte fest, daß sie Lachesis brauchte, was sie nach ihrer Menstruation drei Monate lang einnahm. Die Eifersucht besserte sich als erstes, danach die Reizbarkeit und die Depression.

**James D.** 55 Jahre alt, Elektriker. Nach einer schweren Verbrennung bei Arbeiten an den elektrischen Leitungen in einer Fabrik wurde er ausgesprochen ängstlich. Er verspürte den Wunsch, Dinge im Haushalt zu kontrollieren. So konnte er nicht ertragen, wenn ein Gerät an die Steckdose angeschlossen war, und sorgte dafür, daß der Stecker herausgezogen und etwa einen halben Meter vor die Steckdose gelegt wurde. Dieses zwanghafte Verhalten wurde so stark, daß er das Haus nicht mehr verlassen konnte. Um den Stecker aus dem Fernsehgerät herauszuziehen, brauchte er etwa eine Stunde, weil er die Kabel und den Stecker ganz genau ordnen mußte. Er war immer ein sorgfältiger Handwerker gewesen, und in seiner Umgebung war alles sauber und ordentlich und an seinem Platz. Zuerst bekam er Aconitum verordnet, das ihm bei seiner allgemeinen Ängstlichkeit half. Danach bekam er Arsenicum album. In den folgenden sechs Monaten verschwand sein zwanghaftes Verhalten.

**Evelyn E.** Sie war 66 Jahre alt und eine pensionierte Krankenschwester, die ihren kranken Mann bis zuletzt gepflegt hatte. Nach seinem Tod konnte sie weder trauern noch weinen. Zwei Monate später bekam sie eine schwere Migräne und schnitt alle Kontakte zu anderen Menschen ab. Sie hatte keinen Kontakt mehr zu ihren Freunden und Verwandten und wurde praktisch ein Einsiedler. Auf Druck ihrer besorgten Nichte suchte sie medizinische Hilfe auf. Evelyn hatte den Appetit auf das meiste verloren, kochte sich selbst selten ein ordentliches Essen und bereitete sich meist nur schnell etwas in der Pfanne zu. Hauptsächlich aß sie Schinkenbrote. Dazu nahm sie täglich noch eine Unmenge Paracetamol ein. Ich glaubte, daß sie Natrium muriaticum brauchte. Nach der ersten Einnahme kam eine Tränenflut, und ihre Depression und ihre Kopfschmerzen wurden leichter. Zwei weitere Mitteleinnahmen innerhalb der nächsten Wochen stärkten ihr Selbstvertrauen, und sie begann wieder Kontakte aufzunehmen.

**Dr. Karol A.**  Eine junge Krankenhausärztin, 27 Jahre alt, die sich auf Neurochirurgie spezialisiert hatte. Sie konnte sich plötzlich nicht mehr für die Chirurgie, ihre Karriere oder ihren Verlobten begeistern. Sie wurde gleichgültig gegen jedermann, verlor das Interesse an ihren Studien (sie war gerade dabei, sich weiter zu qualifizieren) und die Lust am Hockeyspiel, einem Sport, in dem sie ausgezeichnet war.

Sie glaubte, daß ihre Bedrücktheit und Gleichgültigkeit von einer reaktiven Depression kam, weil sie einige besonders dramatische neurochirurgische Fälle behandelt hatte.

Ich stellte fest, daß sie Sepia brauchte, das sie jeweils nach den nächsten drei Perioden einnahm. Ihre Besserung war überwältigend.

### Homöopathie, eine logische Wahl bei emotionalen Störungen

Emotionen sind ein Teil des Lebens. Tatsächlich erfährt jeder Mensch im Laufe seines Lebens das ganze Spektrum der Emotionen. Ohne sie wäre das Leben trübe. Einige Menschen sind von ihnen jedoch so betroffen, daß ihr Leben zu einer Qual, einer Plackerei oder sogar zu tiefstem Elend wird. Die Homöopathie, die ihren Schwerpunkt vor allem auf die mentalen und emotionalen Symptome der Person legt, ist eine ideale und logische Therapie, um die aufgewühlte Seele zu beruhigen.

# 4. Anfällige Konstitutionen

Durch die Geschichte hindurch war es immer eine grundlegende Bestrebung vieler medizinischer Systeme, bestimmte Menschentypen zu definieren. Ein besonderes Bedürfnis bestand darin, die emotionalen Profile, körperlichen Merkmale, Stärken und Schwächen einander zuzuordnen, um herauszuarbeiten, was das innere Gleichgewicht eines Menschen stört, so daß eine Behandlung auf seine Bedürfnisse zugeschnitten werden kann.

Nach der ayurvedischen Medizin, die in ganz Indien verbreitet ist, gibt es drei Flüssigkeiten, Vitalkräfte oder -Fluids, die sich in verschiedenen Kombinationen verbinden können, wenn ein Mensch geboren wird. Diese Kombinationen ergeben die sieben Konstitutionstypen. Der ayurvedische Arzt versucht den speziellen Konstitutionstyp herauszufinden und ihn entsprechend zu behandeln.

Auch die islamische Medizin, die auf die Lehren von Hippokrates und Galen begründet ist, geht von einer Humoraltherorie aus. Wie Ayurveda ist sie der Meinung, daß sich zum Zeitpunkt der Geburt die Flüssigkeiten zu einem Konstitutionstyp formen. Aus den vier Flüssigkeiten ergeben sich in diesem System elf Konstitutionstypen.

## Die Konstitution in der Homöopathie

Auch in der Homöopathie kennen wir das Konzept der Konstitutionen. Wir meinen damit eine Kombination der physischen und psychischen Merkmale einer Person und die Art, wie sie auf ihre Umwelt reagiert.

Diese Konstitutionstypen sind in Form von Mitteln beschrieben, deren Profil dem der Person am nächsten kommt. Daher spricht ein Homöopath von einem Arsentyp, einem Phosphortyp oder einem Sulfurtyp.

Es gibt sehr viele verschiedene Mitteltypen, denn jeder Mensch ist ein Individuum. In der Homöopathie versuchen wir nicht, die Menschen einer kleinen, vorgegebenen Zahl von Typen zuzuordnen, wie es die ayurvedische und Unani Medizin tun, sondern wir versuchen, das passende Mittelbild für eine bestimmte Person zu finden.

### Charakteristische emotionale Züge

Einige Mittel haben sehr ausgeprägte emotionale Aspekte, so daß die Mittelwahl ziemlich einfach ist:

– Die Angst von Aconitum,
– die Verzweiflung und die Selbstmordgedanken von Aurum metallicum,
– das nervöse »Lampenfieber« von Argentum nitricum,
– die zwanghafte Übergenauigkeit und Sauberkeit von Arsenicum album,
– die Langsamkeit und Depression von Calcium carbonicum,
– die unruhige Reizbarkeit von Chamomilla,
– die Launenhaftigkeit und schlechte Laune von Ignatia,
– die Eifersucht von Lachesis,
– die Wut und Reizbarkeit von Nux vomica,
– der Stolz und die Arroganz von Platinum,
– die tränenreichen und wechselnden Beschwerden von Pulsatilla,
– die Gleichgültigkeit von Sepia.

# Anfällige Konstitutionen

Durch folgende Beispiele können wir sehen, daß bestimmte Menschentypen wahrscheinlich auch zu bestimmten emotionalen Störungen neigen. Sehen wir uns ein paar Beispiele an:

## Argentum nitricum

*Schlüsselsymptome:* »Lampenfieber«, dauernd in Eile, impulsiv, Klaustrophobie, quälende Gedanken, Gehirnmüdigkeit.

Diese Typen sind nervös, zittrig und impulsiv. Von frühester Kindheit an sind Argentum nitricum-Typen immer in Eile. Als Kinder wollen sie, daß immer etwas los ist. Sie wollen, daß andere Leute sich schnell bewegen und gehen selbst so schnell, daß andere kaum mithalten können.

Als Kinder können sie Bettnässer sein.

Obwohl sie nicht ängstlich sind, haben sie Angst vor bevorstehenden Ereignissen. Sie sagen etwas zu und freuen sich darauf, doch Tage oder sogar Wochen vor dem Ereignis quälen sie sich. Wahrscheinlich wirkt sie dies auch auf ihren Darm aus, und sie haben Durchfall.

Sie sind ehrgeizig. Wahrscheinlich, weil sie so viel Angst haben zu versagen.

Enge Räume bereiten ihnen Angst. Als Kinder vermeiden sie Tunnels, Höhlen und Schränke. Als Erwachsene fürchten sie Aufzüge, enge Räume und Menschenansammlungen. Sie befürchten das Allerschlimmste und sorgen immer dafür, daß sie in der Nähe des Ausgangs sind, um nicht eingeschlossen zu werden. Im Kino und im Theater versuchen sie einen Platz am Ende der Reihe zu bekommen und auf dem Fußballplatz in der Nähe des Ausgangs.

Sie neigen zu sorgenvollen Gedanken, die sie nicht mehr loswerden können; oft denken sie dabei an ihre Gesundheit. So haben sie z. B. Angst, in einer bestimmten Situation krank zu werden. Sie haben vielleicht Angst, in Ohnmacht zu fallen, oder daß ihr Herz zu schlagen aufhören könnte, daß sie allmählich ihren Verstand verlieren könnten. Diese Gedanken werden für diese Menschen wirklich zur Qual.

Manchmal sind Argentum nitricum-Typen ziemlich irrational und handeln seltsam und impulsiv. Ein junger Mann glaubt z. B., daß er nicht um eine Rechtskurve fahren kann, weil er meint, seinen Kopf nicht nach rechts drehen und gleichzeitig den rechten Arm ausstrecken zu können. Infolgedessen sucht er sich einen Weg aus, bei dem er möglichst wenig Rechtskurven ausfahren muß.

Erwachsene können ähnliche Gedanken im Zusammenhang mit hohen Häusern, Klippen und Brücken haben. Sie leiden an einem Impuls herunterzuspringen und vermeiden deshalb diese Situationen. Das kann sich zu einer offensichtlichen Phobie auswachsen, obwohl sie sich eher vor der Zwanghaftigkeit als vor körperlicher Verletzung fürchten. Vielleicht ist die Neigung, immer schneller und schneller zu gehen, darauf zurückzuführen, daß sie Angst vor jemandem haben, der sich an sie heranschleichen könnte.

Die betroffenen Menschen schämen sich wegen ihrer impulsiven Handlungen oder offensichtlichen Phobie und wollen nicht darüber sprechen.

Geistige Tätigkeiten erschöpfen sie sehr, und sie fühlen sich geistig wie ausgelaugt. Wenn sich ein Student auf das Examen vorbereitet, leidet er an der für Argentum nitricum typischen Examensangst mit einer Neigung zu Durchfall und muß plötzlich dringend zur Toilette. Eine solche Situation macht diese Typen noch ängstlicher, und sie fangen an zu zittern und bekommen Herzklopfen.

Kopfschmerzen treten meist zusammen mit Kältegefühl und Zittern auf. Starke emotionale Aufregungen können Kopfschmerzen oder Migräne hervorrufen. Fester Druck bessert häufig den Zustand.

Die körperlichen Beschwerden dieser Typen sind im allgemeinen bei Hitze oder wenn sie sich konzentrieren schlimmer. Es geht ihnen besser, wenn sie nicht über ihre Probleme nachdenken.

Sie leiden häufig an splitterartigen Schmerzen besonders im Hals. Die meisten Schmerzen empfinden sie als splitterartig.

Sie haben ein starkes Verlangen nach Schokolade und Süßem sowie die Neigung, sich zu überessen, was zur Bulimie führen kann.

## Arsenicum album

*Schlüsselsymptome:* Angst, Unruhe, Zwanghaftigkeit, periodisch wiederkehrende Symptome, Überempfindlichkeit, Depressionen.

Diese Typen sind schnell, unruhig, gepflegt und extrem ordentlich. Schon als Kinder fallen sie auf, weil sie so ordentlich sind. Während andere alles herumwerfen und das Zimmer unaufgeräumt hinterlassen, räumt der Arsenicum album-Typ alles ordentlich auf, faltet, stapelt und ordnet alles. Sie mögen es nicht, wenn sie schmutzig sind, und bestehen darauf, sauber zu sein. Sogar die Babys, die noch nicht sprechen können, geben schon kund, daß sie nicht in einer feuchten und schmutzigen Windel liegen möchten. Wenn sie etwas älter geworden sind, entwickelt sich ihr Sinn für Ästhetik. Sie mögen hübsche und schöne Dinge, die sie sammeln, ordnen und katalogisieren.

Später werden sie nervös und umständlich. Arsenicum album-Typen bemuttern andere Leute und können richtig lästig werden. Sie organisieren ihre Familie, treffen Verabredungen für sie und werden lästig, wenn ihre Bemühungen nicht genügend Beachtung finden.

Sie regen sich auf, wenn Sachen herumliegen. Alles muß seinen Platz haben, sie vergewissern sich, daß alles an seinem Platz liegt. Bücher müssen ordentlich in der Reihe stehen, Illustrierte sind gestapelt, und Symmetrie wird als Ideal angesehen. Es wird stets gründlich Staub gewischt, und die Wohnung ist immer sauber.

Diese Menschen sind in jeder Hinsicht überempfindlich. Jede Krankheit ist so schlimm, wie sie nur sein kann. Ihre Schmerzen »brennen« tatsächlich. Seltsamerweise werden sie nicht durch Kälte, sondern durch Hitze und Wärme besser.

Sie mögen keinen intensiven Geschmack, keine starken Gerüche und kein helles Licht. Andererseits mögen sie aber auch nicht, wenn es dunkel ist, denn sie haben Angst, daß jemand herumschleichen könnte. Sie schlafen immer ganz fest zugedeckt, ohne daß auch nur eine Zehenspitze herausschaut. Sie mögen es aber nicht, wenn der Kopf bedeckt ist.

Sie fürchten sich vor vielem, besonders wenn noch ein Unsicherheitsfaktor dabei ist wie z. B. Dunkelheit, Räuber, Gespenster, Krankheit und Tod.

Sie werden leicht depressiv, dann sind sie unruhig, können nicht zur Ruhe kommen und sind ganz kribbelig.

Sie können problematische Angewohnheiten haben und zuviel trinken. Die alte Dame in ihrer ordentlichen Wohnung mit der stets griffbereiten Likörflasche ist das klassische Beispiel dafür.

Körperliche Beschwerden neigen dazu, in regelmäßigen, periodischen Intervallen wiederzukommen. Die Betroffenen leiden meist um Mitternacht an einer Verschlimmerung ihrer Beschwerden.

Sie leiden oft an einer laufenden Nase, an losem Husten und Asthma, sowie an Durchfall und Erbrechen.

Im allgemeinen sind sie durstig, trinken aber lieber öfter kleine Mengen.

## Calcium carbonicum

*Schlüsselsymptome:* lethargische Depression, Ängste, Langsamkeit, Blutstauung, chronische Müdigkeit, Eifersucht und Haß.

Dieser Konstitutionstyp scheint durch bestimmte Phasen oder mögliche problematische Perioden zu gehen, wenn er älter wird. Der Calcium carbonicum-Typ ist schlaff, gerät schnell in eine Depression hinein, denkt und bewegt sich langsam.

Bei Kindern ist die Zahnentwicklung langsam. Der Gaumen ist wund, geschwollen und schmerzt, wenn die Zähne durchkommen. Mit jedem einzelnen Zahn haben die Babys Probleme, und während des Zahnens bekommen sie Husten, Hautausschläge und erbrechen saure Milch.

Wenn die Kinder ein wenig älter werden, werden sie pummelig und wollen allein sein. Sie können ein Calcium carbonicum-Kleinkind hinsetzen, und es wird sich nicht vom Fleck bewegen, sondern sitzen, sich umsehen und warten.

Wenn sie erwachsen werden, kann das Pummelige verschwinden, sie behalten trotzdem noch ein dickes Gesicht, der Hals dagegen bleibt eher dünn. Häufiger jedoch ist es eine hellhäutige, dicke, schlaffe Person. Sie haben einen schlaffen Händedruck und wenig Energie. Sie neigen dazu zu schwitzen, meist am Kopf und auf der Brust, auch wenn es nicht heiß ist. Sie ermüden schnell, klagen über Kurzatmigkeit und einen aufgeblähten Bauch.

Sie neigen zu Anämie, Gallensteinen, Menstruationsproblemen, Warzen, Krämpfen aller Art und haben bei jedem Infekt Drüsenschwellungen.

Im mittleren Alter neigen die Betroffenen zu chronischem Katarrh und Brustbeschwerden.

Im höheren Alter kommen zu den obengenannten Problemen noch alle möglichen Blutstauungen, Gefahr von Herzversagen, chronisch verengte Atemwege und chronische Verstopfung hinzu.

Dazu die Neigung zu Rückenschmerzen, die eine problematische Calciumversorgung widerspiegeln.

Diese Menschen haben Angst. Alle möglichen Ängste vor drohenden verhängnisvollen Situationen, geisteskrank zu werden oder zu sterben.

Jede Anstrengung, sei sie mental oder körperlich, erschöpft den Calcium carbonicum-Typ. Das bedeutet nicht, daß dieser Typ damit nicht fertig wird, das kann er sicherlich, aber es kostet ihn etwas. Calcium carbonicum-Typen neigen zum chronischen Müdigkeitssyndrom.

Da sie langsam und lethargisch sind, werden sie zu ihren Ungunsten mit anderen verglichen, die lebhafter und dynamischer sind.

Deshalb neigen sie zu Eifersucht, die manchmal in echten Haß umschlagen kann.

Im allgemeinen hassen sie frische Luft. Sie sind nicht gerne draußen, denn sie frieren sehr schnell.

Schon früh im Leben mögen sie Eier über alles. Sie haben eine Schwäche für Eis, Süßigkeiten, rohe Gemüse und seltsame Geschmäcke wie eine Vorliebe für kalkhaltige Mischungen. Milch verschlechtert den Zustand. Sie vertragen keine Milch: Das geht vom Erbrechen saurer Milch im Säuglingsalter bis zur Übelkeit von Milch und Milchprodukten, die sie als Erwachsene gegen ihre Blähungen empfohlen bekommen.

## Nux vomica

*Schlüsselsymptome:* sorgenvoll, hitzig, reizbar, leicht beleidigt, überempfindlich, melancholisch, pingelig, Neigung zur Einnahme von Stimulantien, Gewohnheiten, Schlaflosigkeit.

Dieser Konstitutionstyp zeigt sich immer von einer hitzigen, leicht gereizten Seite. Als Kind weiß er, was er will, und zeigt das auch von Zeit zu Zeit.

Wenn diese Typen älter werden, wird ihr Temperament offenkundig. Sie diskutieren und streiten und könnten gute Gesprächspartner abgeben; wenn die Dinge nicht so laufen, wie sie wollen, vertragen sie keinen Widerspruch und werden sehr gereizt und wütend.

Sie reagieren eventuell übertrieben und ärgern sich über Lappalien. Wenn sie z. B. sorgfältig ein Modell zusammengebaut haben und sich die letzten Arbeitsvorgänge als besonders trickreich erweisen oder wenn sie dabei etwas falsch machen, können sie die ganze Konstruktion wieder zerstören. Ein Aufsatz kann zerknüllt im Papierkorb enden, wenn er kritisiert wird. Wenn ein Stuhl im Weg steht, wird er umgestoßen. Manchmal schlagen sie sogar auf andere Leute ein.

Im allgemeinen jedoch sind diese Menschen genau und ordentlich. Sie übernehmen oft viele Aufgaben und sind erfolgreich im Geschäftsleben. Aber mit dem Erfolg kommen die Sorgen. Wenn sie ihre Angelegenheiten alle in Ordnung halten können, ist es gut, aber sie neigen dazu, sich zuviel aufzuladen. Sie delegieren nicht gern und müssen sich um alles kümmern. Die kleinsten Kleinigkeiten regen sie wahrscheinlich am meisten auf.

Schlaflosigkeit ist verbreitet, weil sie sich gedanklich stark mit ihrem Geschäft befassen. Sie wachen um drei Uhr morgens auf und denken sofort an ihre Geschäftsangelegenheiten.

Sie werden depressiv, wenn Dinge oder Ereignisse sie überwältigen. Wenn das geschieht, neigen sie dazu, sich in ihrer Depression stark aufzuregen.

Um damit fertig zu werden, suchen sie die Hilfe von Stimulantien. Sie greifen bis zum Exzess nach Tabak, Kaffee, Alkohol und Drogen. Zu viel von allem oder zu üppige Mahlzeiten führen zu einer Art von Kater und Völlegefühl, das zu dumpfen Kopfschmerzen führt, die auf die Augen drücken, und außerdem eine Gastritis verursacht. Es kann auch Übelkeit bestehen. Mit diesen Symptomen kommt natürlich die typische Reizbarkeit und Überempfindlichkeit.

Die Überempfindlichkeit reicht von Kritik und beiläufigen Bemerkungen bis zur Unverträglichkeit von Lärm und Gerüchen; wenn sie sich nicht wohl fühlen, vertragen sie auch keine Bewegung.

Sie haben eine ausgeprägte Empfindlichkeit gegenüber trockenem Wind. Wenn eine plötzliche Wetteränderung mit einem solchen Wind aufkommt, bekommen sie Kopfschmerzen, werden gereizt, hitzig oder sogar körperlich aggressiv.

Nux vomica-Typen leiden an Verstopfung und haben Probleme beim Wasserlassen.

## Sepia

*Schlüsselsymptome:* Gleichgültigkeit, Depression, weinerlich, mag keine Zuwendung, sehr negativ, nachtragend, Anstrengung tut gut, hypochondrisch, chronisches Müdigkeitssyndrom.

Dieser Konstitutionstyp neigt zu Anfällen von Desinteresse. Schon als Kind sind sie phlegmatisch und verlieren das Interesse am Spielzeug und am Spielen. Wenn man sie zu einer Tätigkeit überredet, die sie nicht mögen, beginnen sie zu weinen oder zu schmollen.

Sie werden besonders schnell depressiv. Sie hassen es, berührt zu werden und fühlen sich schlechter, wenn ihnen Mitgefühl entgegengebracht wird, und doch wollen sie nicht sich selbst überlassen werden.

Wenn diese Menschen besonders depressiv sind oder unter Druck stehen, werden ihnen andere Menschen gleichgültig. Sie interessieren sich nicht einmal für ihre engsten Freunde und Verwandten. Sie wollen am liebsten in Ruhe gelassen werden (obwohl sie es hassen, alleine zu sein), und sie haben das Gefühl, gleich wegrennen zu müssen.

Wenn sie über ihre Probleme sprechen, neigen sie dazu, in Tränen auszubrechen. Weinen hilft ihnen in der Tat oft, und sie fühlen sich besser, wenn sie sich einmal richtig ausgeweint haben.

Plötzliche Ängste überkommen Sepia-Typen. Angst vor Armut, Angst, den Verstand zu verlieren oder an einer unheilbar chronischen Krankheit zu leiden.

Musik regt diese Menschen zum Weinen an, aber Tanzen hat seltsamerweise eine beinahe magische Wirkung. Der gleichgültige, düstere, depressive Erwachsene kann auf dem Tanzboden plötzlich zu neuem Leben erwachen.

Sepia-Menschen sind nachtragend. Sie können durch Kleinigkeiten verletzt werden, grollen gegen Nachbarn und Freunde, die ihnen helfen wollen, und können jahrelange Ressentiments haben.

Bei Frauen ist die Periode sehr stark und von einem ausgeprägten negativen Gefühl begleitet. Prämenstruelle Probleme sind verbreitet, und das Klimakterium ist häufig ein schwieriger Abschnitt in ihrem Leben.

An diesen fünf Beispielen können Sie sehen, daß jede Grundstruktur einer Konstitution die Disposition zu bestimmten emotionalen

Störungen hat. Wenn diese Konstitutionstypen Streß ausgesetzt sind, neigen sie dazu, gemäß ihrer Konstitution zu reagieren. Der Streß kann sich bei Arsenicum album in Angstzuständen äußern, bei Argentum nitricum in einer Phobie, bei Calcium carbonicum in einer Depression, bei Nux vomica in einer Drogen- oder Alkoholabhängigkeit oder bei Sepia in einem Rückzug.

Das heißt aber nicht, daß Argentum nitricum ein Mittel ist, um Phobien zu behandeln, noch ist Nux vomica ein Mittel gegen Drogensucht. Diese Sichtweise wäre zu einfach und irreführend. Einige Konstitutionstypen neigen zu speziellen Emotionen und emotionalen Störungen, aber die Art, wie sie darauf reagieren, ist charakteristisch für jeden Konstitutionstyp. Arsenicum album, Calcium carbonicum und Sepia können alle depressiv reagieren, aber *wie* sie sich in ihrer Depression fühlen und die Art, *wie* sie reagieren, sind ganz verschieden.

Genau diese Betrachtungsweise zeigt den Unterschied zwischen der Schulmedizin und der Homöopathie. In der Schulmedizin erhalten alle drei Typen ein Mittel, um die *Depression* zu behandeln, in der Homöopathie behandelt man mit einem Mittel, das zu den ganz persönlichen Beschwerden des jeweiligen *Patienten* paßt.

Die folgenden Konstitutionsmittel sind geeignet bei folgenden emotionalen Störungen. (Genaueres lesen Sie in den betreffenden Kapiteln nach.)

**Allgemeine Angstzustände**
*Argentum nitricum*
*Arsenicum album*
*Calcium carbonicum*
*Causticum*
*Gelsemium*
*Kalium phosphoricum*
*Lycopodium*
*Natrium muriaticum*
*Phosphorus*
*Pulsatilla*
*Sulfur*

**Panikanfälle**
*Gelsemium*
*Kalium phosphoricum*

**Phobien**
*Argentum nitricum*
*Arsenicum album*
*Calcium carbonicum*
*Causticum*
*Gelsemium*
*Lachesis*
*Lycopodium*
*Mercurius solubilis*
*Natrium muriaticum*
*Nux vomica*
*Phosphorus*
*Pulsatilla*
*Sulfur*

**Fixationen,
Zwangsvorstellungen,
Zwangshandlungen**
*Argentum nitricum*
*Arsenicum album*
*Ignatia*
*Lachesis*
*Phosphorus*
*Pulsatilla*
*Sepia*
*Silicea*
*Sulfur*

**Traurigkeit und
Depression**
*Acidum nitricum*
*Arsenicum album*
*Calcium carbonicum*
*Graphites*
*Ignatia*

*Kalium phosphoricum*
*Natrium muriaticum*
*Nux vomica*
*Phosphorus*
*Pulsatilla*
*Sepia*
*Sulfur*

**Schuldgefühle**
*Acidum nitricum*
*Arsenicum album*
*Causticum*
*Graphites*
*Ignatia*
*Natrium muriaticum*
*Nux vomica*
*Pulsatilla*

**Liebeskummer**
*Causticum*
*Ignatia*
*Lachesis*
*Natrium muriaticum*
*Nux vomica*
*Sepia*

**Haß**
*Acidum nitricum*
*Calcium carbonicum*
*Lachesis*
*Natrium muriaticum*
*Phosphorus*

**Eifersucht**
*Arsenicum album*

Calcium carbonicum
Ignatia
Lachesis
Lycopodium
Nux vomica
Pulsatilla

**Reizbarkeit und Wut**
Acidum nitricum
Arsenicum album
Hepar Sulfuris
Ignatia
Lachesis
Lycopodium
Natrium muriaticum
Nux vomica
Phosphorus
Pulsatilla
Sepia
Sulfur

**Kummer**
Arsenicum album
Causticum
Ignatia
Lachesis
Natrium muriaticum
Pulsatilla
Sepia

**Erschöpfung und
chronische Müdigkeit**
Calcium carbonicum
Kalium phosphoricum
Lycopodium

Mercurius solubilis
Sepia

**Schlaflosigkeit**
Arsenicum album
Ignatia
Kalium phosphoricum
Nux vomica
Phosphorus
Sulfur

**Eßstörungen**
Argentum nitricum
Calcium carbonicum
Causticum
Graphites
Natrium muriaticum
Phosphorus
Pulsatilla
Sulfur

**Prämenstruelles
Syndrom**
Lachesis
Natriummuriaticum
Sepia

**Gewohnheiten und
Abhängigkeiten**
Arsenicum album
Argentum nitricum
Ignatia
Lachesis
Nux vomica
Sulfur

# 5. Mischformen der Gefühle und deren Bewältigung

Stille, Ruhe und Heiterkeit sind ein angenehmer Ausgangspunkt, um Gedichte zu schreiben. Intensiv spüren wir jedoch manchmal die Ruhe nach dem Sturm, die entsteht, wenn die aufwühlenden Emotionen vorüber sind. Leider ist für einige Menschen diese Ruhe nicht viel mehr als ein Wunschtraum. Sie sind psychisch so verstört, daß sie in einem andauernden Aufruhr der Gefühle leben. Ein Trauma folgt auf das andere und führt dazu, daß die Emotionen durcheinandergeraten.

**Der psychische Verteidigungsmechanismus**
Gemäß der psychodynamischen Theorie versucht das Unbewußte andauernd, das Bewußtsein vor den Auswirkungen von Gefühlen, wie z. B. Schuld, zu beschützen, indem es eine Reihe von Verteidigungsmechanismen anwendet. Diese unbewußten Mechanismen drängen unerwünschte Emotionen ins Unterbewußtsein hinab, wo sie am wenigsten schaden können, beziehungsweise eine gewisse Zeit lang nicht schaden können.
Sehen wir uns einige Beispiele dazu an.

**Verleugnung:** Das ist einer der häufigsten Mechanismen. Ein schmerzhafter oder unerwünschter Gedanke oder ein Gefühl wird einfach verleugnet oder abgelehnt. Bei einem akuten Trauerfall steht der Hinterbliebene unter Schock und ist geistig abgestumpft, so daß er die schmerzhafte Neuigkeit einfach nicht akzeptiert. In der Tat haben bis zu 40 Prozent der Hinterbliebenen das Gefühl, daß der geliebte Verstorbene immer noch anwesend ist. Etwa 15 Prozent können ihn häufig sogar sehen oder hören. Es sieht so aus, als

ob diese unbewußte Verleugnung der Tatsachen den Schmerz er-
leichtert. Wenn man nämlich etwas Unerwünschtes oder Unangenehmes verleugnet, muß man sich nicht damit auseinandersetzen.

**Projektionen:** Die Schuld wird bei einer anderen Person oder einem anderen Umstand gesucht. Der Handwerker macht zum Beispiel sein Werkzeug verantwortlich, der Aggressor beschuldigt seinen Protagonisten der Aggression und den Kampf begonnen zu
haben. Die eigenen feindlichen oder unangenehmen Gefühle werden auf eine andere Person projiziert, das rechtfertigt die eigenen
Reaktionen.

**Verlagerung:** Die Verlagerung von Gefühlen von einer Person auf
eine andere. Der Betroffene geht lieber nach Hause und verpaßt
seiner Katze einen Fußtritt, anstatt sich bei seinem Vorgesetzten
durchzusetzen.
Manche Menschen haben diesen Mechanismus verinnerlicht und
richten die Aggressionen gegen sich selbst, anstatt gegen die Person, die sie wirklich meinen, aggressiv zu werden. Selbstzerstörerisches oder suizidales Verhalten sind die Folge.

**Isolation:** Gedanke und Gefühl werden voneinander getrennt. Das
Gefühl wird dann im Unterbewußtsein vergraben. Der Betroffene
ist danach eine Zeitlang in der Lage, an etwas zu denken, ohne daß
er die dazugehörige Emotion fühlt. Er kann z. B. aussprechen: »Ich
hasse sie«, ohne dabei Haß zu spüren.

**Sublimierung:** Das ist ein verbreiteter Mechanismus. Aggressive
oder unsoziale Gefühle werden sublimiert oder in eine »akzepta-
ble« Tätigkeit, wie z. B. sportliche Beschäftigung, umgewandelt.

**Verdrängung:** Sie entsteht, wenn Gedanken oder Erinnerungen so
schmerzhaft sind, daß sie nicht ertragen werden können. Dement-

sprechend wird etwas für immer »vergessen« oder so tief ins Unbewußte hinabgedrängt, daß es nicht mehr zurückgerufen werden kann.

**Rationalisierung:** Sie tritt ein, wenn es einen logischen Grund gibt, mit dem ein Gefühl oder ein Gedanke entschuldigt werden kann. Zum Beispiel: »Ich kann es mir nicht leisten, diese Person zu sehen, denn sie bringt mich um meine Beherrschung.« Das ist eine Rationalisierung des tatsächlichen Gefühls: »Ich bin wütend auf diese Person und weiß, daß ich ihr gegenüber ausfallend werden kann.«

**Konversion (Umkehrung):** Sie bezieht sich auf die hysterische Produktion von körperlichen Beschwerden, um einen emotionalen Konflikt zu lösen. So kann sich z. B. die Angst vor einem wichtigen Fußballspiel körperlich in schmerzenden Knöcheln und Gelenken äußern, die dem Betroffenen erlauben, dem Ereignis fernzubleiben, ohne daß seine tatsächliche Angst offenbar wird.

**Mischformen der Gefühle**
Alle genannten Mechanismen sind unbewußte Mittel, um mit Emotionen fertig zu werden, die der Betroffene für »schlecht« hält. Wenn dem unangenehmen Gedanken sein Schrecken genommen wird, indem die damit verbundene Emotion ins Unbewußte hinabsinkt, ist der Mensch wieder fähig, normal zu »funktionieren«.
Wenn die Emotion ins Unbewußte sinkt, bedeutet das nicht, daß sie verschwunden ist. Sehr oft brodelt sie in den Tiefen des Unterbewußtseins und führt gelegentlich zu Symptomen, wenn die »Blasen« durch die Oberfläche in das Bewußtsein hineinbrechen. Es scheint so, als ob die Emotion nur so lange im Unbewußten in Kontrolle gehalten werden könnte, bis sie »versteht«, weshalb sie dort ist. Weil jedoch durch den Verteidigungsmechanismus der

Gedanke tatsächlich von der Emotion abgekoppelt worden ist, bricht die Emotion in das Bewußtsein und produziert Symptome, für die das Bewußtsein keine Erklärung hat.

Sehr oft lagert sich auch eine Emotion an eine andere an, und es entsteht ein regelrechtes Wirrwarr von Störungen. Dadurch können Blockaden entstehen. Die Emotionen können nicht entlassen werden und produzieren deshalb Symptome, weil immer mehr emotionale »Blasen« ins Bewußtsein hineinbrechen.

Stellen Sie sich einen jungen Mann vor, der sich in ein junges Mädchen *verliebt*. Sie verschmäht ihn und beginnt ein Verhältnis mit seinem besten Freund. Er ist *eifersüchtig* auf den Freund und *wütend* auf beide. Er beginnt sie zu *hassen* und wird *aggressiv*. In seinen schlimmsten Stunden glaubt er, ihn umbringen zu können.

Sein Bewußtsein erlaubt ihm durch diese verschiedenen Verteidigungsmechanismen mit der Situation fertig zu werden. Das ist jedoch nur die Oberfläche. In seinem Unterbewußtsein brodeln Haß und Wut weiter. Er fühlt sich schuldig und ist angespannt. Er leidet an verschiedenen ungewöhnlichen körperlichen Beschwerden und bekommt Anfälle von Schuldgefühlen.

Er entwickelt *fixe Ideen* und leidet an dem *Zwang*, Dinge kontrollieren zu müssen. Dann entwickelt er ein kompliziertes, abergläubisches Ritual mit Messern und scharfen Gegenständen. Er kann das Haus nicht eher verlassen, bevor er sie siebenmal berührt hat. Dieser junge Mann hat eine *Fixation*, eine Zwangsneurose mit spitzen Gegenständen entwickelt. Er fürchtet sich vor scharfen Gegenständen, wie Messern, Scheren oder Nadeln, aber er weiß nicht, warum.

Nach psychologischer Auffassung kam es durch *Isolation* seiner Emotionen zu diesem Problem. Um sein Schuldgefühl gegenüber dem Paar wegen seines Hasses, der Eifersucht und seinen gewalttätigen Vorstellungen ungeschehen zu machen, entwickelte er ein abergläubisches, verdrehtes Ritual. Unglücklicherweise hatte dies zur Folge, daß sein Leben von Angst und Zwang kontrolliert wurde.

Dieses Beispiel ist eine sehr einfache Darstellung der Mischformen von Gefühlen. Wir können sehen, wie die Emotionen im Unterbewußtsein in ein Wirrwarr hineingeraten sind und dort blockieren und zu emotionalen Störungen und Zwangsvorstellungen führen.

Ich glaube, daß Menschen immer diese Mechanismen verwenden. Ich glaube aber auch, daß einige Menschen das häufiger tun als andere. Durch ihre individuelle Natur und ihren Konstitutionstyp sind sie darauf ausgerichtet. Auch die Art der Gefühle und wie man sie erfährt, hängt mit der Persönlichkeit zusammen.

**Homöopathie und Mischformen der Gefühle**

Im 3. Kapitel haben wir gesehen, daß der Mensch ein Zusammenspiel zwischen seinem physischen und dem ätherischen Körper ist. Alle Verletzungen, seien es nun körperliche Verletzungen, Infektionen oder emotionale Stürme, wirken sich auf die Schwingung der ganzen Person aus.

Diese Probleme können mit dem Aufbau einer Perle oder einer Zwiebel verglichen werden – jede Schicht repräsentiert ein Trauma, das zum ganzen Menschen gehört.

Diese Schichten sind jedoch keine statischen Strukturen. Am besten stellt man sie sich als *Zahnräder* vor, die ineinandergreifen. Sie sind immer in Bewegung und wirken sich aufeinander aus, so daß sie beständig eins mit dem gesamten Selbst sind. Da die verschiedenen Verteidigungsmechanismen gleichzeitig arbeiten, kann die Wirkung sich gegenseitig aufheben und zu Null werden. Und doch ist immer das Potential da, daß sie aufgelöst werden können.

Stellen Sie sich vor, daß verschiedene Emotionen im Unterbewußtsein festgehalten werden, jede einzelne hat ihre eigene Schwingung und leistet dennoch ihren Beitrag zum gesamten Schwingungsmuster. Es findet ein neuer emotionaler Angriff, ein Trauma oder ein Ereignis statt, und es kommt zu einer plötzlichen Veränderung im gesamten Schwingungsmuster. Als Ergebnis davon ist die Abwehr geschwächt. Eine der Schwingungsschichten löst sich eventuell los, oder sie fragmentiert, und »Blasen« von Emotionen steigen ins Bewußtsein auf. Dieser Vorgang wird sich auf den physischen Körper auswirken, und es zeigt sich eine körperliche Störung, die mit der vergrabenen Emotion zusammenhängt. Die Folge davon ist, daß sich das Schwingungsmuster der anderen Schichten ändert und dadurch neue Beschwerden auftauchen.

Wir kehren daher zur Lehre von *Maya* zurück, die zuvor im 3. Kapitel dargestellt wurde. Die Existenz, wie wir sie kennen, ist eine Illusion. Die zugrundeliegende Wahrheit ist, daß der Mensch eine Komposition all seiner vergangenen physischen und emotionalen Erfahrungen ist. Sie verschwinden nicht, sondern beeinflussen durchgehend die fortlaufende Entwicklung des ganzen Lebens.

### Strategien der Homöopathie – was wird behandelt?

In der Homöopathie haben wir bei der Behandlung von emotionalen Problemen zwei Hauptrichtungen. Zuerst können wir das Konstitutionsmittel verwenden, um den Ball ins Rollen zu bringen. Als nächstes können wir, wenn uns das Konstitutionsmittel nicht klar ist, die vorherrschende Emotion behandeln (Eifersucht, Schuldgefühl, Haß usw.) oder die äußere Manifestation der emotionalen Störung.

Beide Wege sind berechtigt, aber es ist wichtig zu wissen, daß die Ergebnisse unterschiedlich sein können. Mit dem Konstitutionsmittel können Störungen aus der Vergangenheit wieder aufflammen, wenn es mit dem Gesamtbild der Person zusammentrifft und zentral am Problem arbeitet. So kann z. B. ein alter Hautausschlag wieder ausbrechen.

Wenn man dagegen die vorherrschende Emotion oder die äußeren Symptome des Problems behandelt, wird die Störung wahrscheinlich für kurze Zeit abgeschwächt. Nach einiger Zeit wird jedoch mit hoher Wahrscheinlichkeit die Störung wieder auftauchen, es sei denn, man gibt ein zweites Mittel, um die Schicht zu behandeln, die unmittelbar darunter liegt. Diese Methode ähnelt dem Herunterschälen der einzelnen Zwiebelschichten. Dieses Behandlungsmodell ist in Abb. 2 dargestellt.

Wenn man natürlich das falsche Mittel gewählt hat, geschieht gar nichts. Die Botschaft ist einfach: Versuchen Sie unbedingt das richtige Mittel zu finden, das Similimum! Wenn es zufällig mit dem Konstitutionsmittel zusammenfällt, dann sind die Chancen einer vollkommenen Heilung ausgezeichnet. Auch ein »pathologisches« Mittel, das gut paßt, führt zum Erfolg. Rechnen Sie aber damit, daß andere Emotionen frei werden, wenn der nun überflüssige psychologische Abwehrmechanismus sich von seiner Last befreit.

## Streßbewältigung

Heutzutage spricht man oft von Streß. Die meisten Leute wissen, daß die Erscheinung, die man Streß nennt, ihre Gesundheit beeinträchtigen kann. Es ist auch bekannt, daß einige Menschen besser mit Streß fertig werden als andere. Es ist tatsächlich wahr, daß es Leute gibt, die jede streßreiche Situation abstreifen können, während andere schon bei Stufe eins ins Schwimmen kommen. Möglicherweise haben diese beiden Typen viel mehr gemeinsam, was die tatsächliche Fähigkeit, Streß auszuhalten, betrifft, als man annehmen könnte. Nur hat die eine Person einen besseren Bewältigungsmechanismus als die andere.

Dieser Punkt ist wichtig für das Verständnis. Tatsache ist, daß *Streß*, der physischer, psychischer, emotionaler oder geistiger Natur sein kann, Probleme hervorruft, wenn er mit *Spannung* verbunden ist. Wir wollen uns ein anderes Modell ansehen, um dieses Geschehen zu demonstrieren.

Stellen Sie sich vor, daß Streß eine Kraft ist, die eine Kugel von Punkt A zu Punkt B bewegen kann. Je weiter die Kugel bewegt wird, desto größer ist die Spannung, die der Betroffene empfindet.

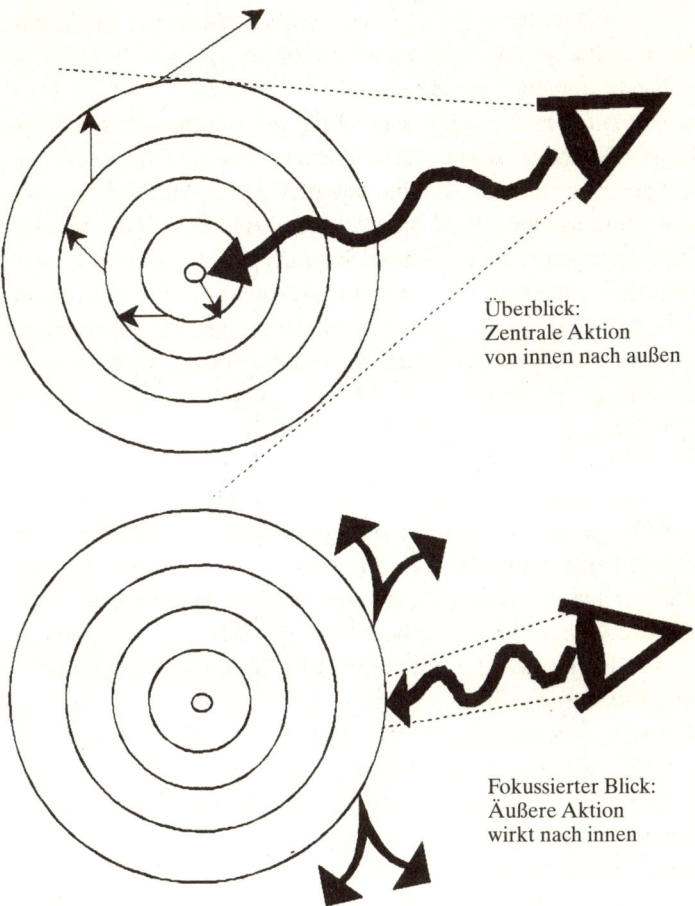

Überblick:
Zentrale Aktion
von innen nach außen

Fokussierter Blick:
Äußere Aktion
wirkt nach innen

*Abb. 2*

Wenn die Kugel einen völlig geraden Weg nimmt, reist sie am weitesten und erzeugt die größte Spannung (Abb. 3a). Die bildliche Darstellung zeigt eine anfällige Person, die keine Abwehrkraft gegen Streß hat.

Wenn der Betroffene jedoch über einen Bewältigungsmechanismus verfügt, um den Weg der Kugel umzuleiten, so daß sie zuerst zu Punkt C kommt, bevor sie B erreicht, dann wird der Abstand zwischen A und B viel kürzer (Abb. 3b). Noch besser ist es, wenn er dazu in der Lage ist, die Kugel zusätzlich durch die Punkte D und E zu leiten und die Spannung zusätzlich vermindert wird, weil der Abstand zwischen A und B noch einmal verkürzt wurde (Abb 3c). Wie wir zuvor festgestellt haben, sind einige Menschen widerstandsfähiger als andere. Sei es, weil ihr psychischer Verteidigungsmechanismus effektiver arbeitet, sei es, weil sie über andere Bewältigungsmechanismen verfügen, die den Streß abblocken und die Spannung reduzieren. Die beiden letzteren sind auf jeden Fall glücklicher als diejenigen, die nicht die Fähigkeit besitzen, mit Streß umzugehen.

Die meisten Menschen finden einen Bewältigungsmechanismus. Eine Methode besteht darin, sich im Alltag entsprechende Pausen zu gönnen: mit Freunden sprechen, Squash oder Golf spielen oder schwimmen. Wenn der Bewältigungsmechanismus aus etwas Interessantem besteht, dann koppelt er den Betroffenen vom Streß ab, der ihn im Alltag unter Druck setzt. All diese Dinge sind gute und starke Bewältigungsmechanismen. Es wird deutlich, daß ein Bewältigungsmechanismus, der mit körperlicher Aktivität einhergeht, der Sublimination sehr ähnlich ist.

Andererseits setzen einige Menschen Streß etwas entgegen, das ihnen zwar anfangs hilft, mit ihren Problemen fertigzuwerden, sie aber letztlich nur stärker unter Druck setzt. Dazu zählen die Sucht nach Kaffee, Tabak, Alkohol und härteren Drogen. Sie können die seelische und körperliche Spannung zwar sofort lösen, verursachen aber weitere Spannungen, da sich eine seelische und körperliche Abhängigkeit entwickelt. Es wird notwendig, einen regelmäßigen »Schuß« zu bekommen, die Abstände dazwischen verkürzen sich, und es kommt zur unvermeidlichen Eskalation. Wenn die regelmäßige Dosis ausbleibt, kommt es zum Entzug mit all seinen unange-

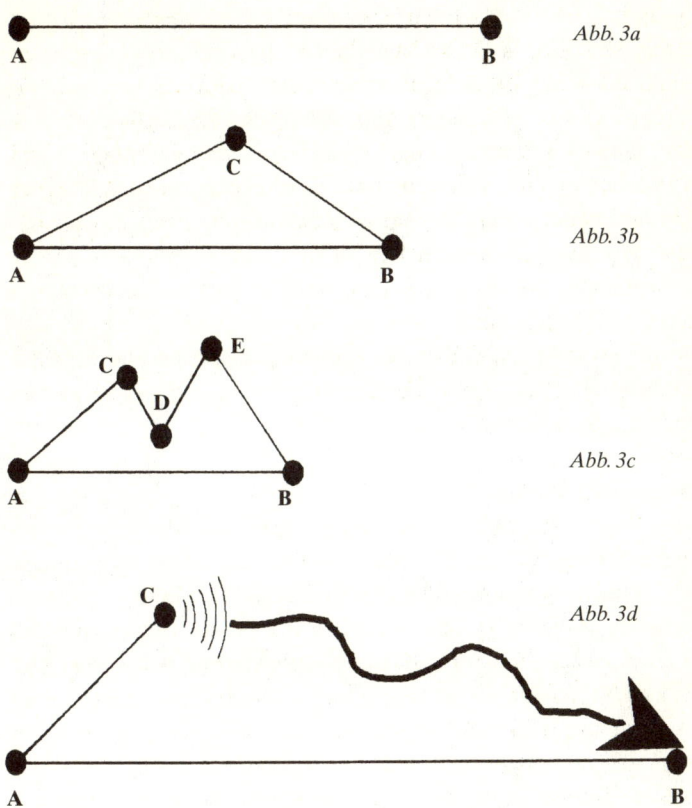

Abb. 3a

Abb. 3b

Abb. 3c

Abb. 3d

nehmen Begleiterscheinungen. Es dauert nicht lange, bis man zum Sklaven der Droge wird – welche auch immer das sein mag.

So kann eine Gewohnheit, die anfangs eine gute Bewältigung darstellte, schließlich selbst zum Streß werden und ihre eigene Spannung erzeugen. Der Vernetzungseffekt führt in der Tat dazu, daß der Druck auf den gesamten Menschen zunimmt (Abb. 3d).

Es ist wichtig, eine Bewältigungsstrategie zu pflegen, die den Streß ausgleicht. Leider gibt es meiner Meinung nach kein Patentrezept für die beste Methode, denn die verschiedenen Konstitutionstypen haben verschiedene Vorlieben und Bedürfnisse. Im vorhergehenden Kapitel wurden die Arsenicum album-Typen als sehr ordentlich und sauber geschildert. Eine Tätigkeit, die davon abweicht, bereitet ihnen wahrscheinlich mehr Streß, und sie haben keine Freude an »schmutzigen« Aktivitäten im Freien. Yoga paßt wahrscheinlich besser zu ihnen. Sepia-Typen hingegen neigen eher dazu, sich zurückzuziehen und sich selbst zu beobachten, so daß Yoga nicht für sie geeignet ist, während sie in einer Tanzklasse vorzüglich aufgehoben sind.

Bei der Auswahl einer guten Bewältigungsstrategie sollte man immer den Rat des delphischen Orakels berücksichtigen: Erkenne dich selbst!

## Schützende Gefühle

Fest steht, daß sich immer bestimmte Emotionen in den Vordergrund drängen, um den Menschen zu schützen. Ganz offensichtlich ist das bei der Emotion Angst. Es geschieht oft, daß Depressive so tief sinken, daß es für sie gefährlich werden könnte, noch mehr nach innen zu sehen. Ihr Selbstwertgefühl kann so niedrig sein, daß sie sich fragen, ob es sich überhaupt noch zu leben lohnt. Die Seele erschrickt regelrecht und friert die Tendenz, nach innen zu sehen, ein, indem sie die Angst wie eine Schutzschicht vorschiebt. Wie ein Stacheldraht hält sie den Menschen davon ab, sich selbst zu viel zu untersuchen. Solange er nicht nach innen schaut, fühlt er sich ziemlich gut; wenn er sich aber gehen läßt, empfindet er panische Angst und wird so gezwungen, sich mit etwas anderem zu beschäftigen.

Beruhigungsmittel sind deshalb gefährlich, weil sie den äußeren Schutzschild der Angst abschwächen, der dem Menschen erlaubt, ohne Furcht nach innen zu sehen. Wenn der Kranke dadurch in die Lage versetzt wird, seine Depression gewissermaßen nüchtern zu betrachten, könnte er auf die Idee kommen, daß es einen Grund für einen Mangel an Selbstwert geben müßte. Dies kann einen Impuls der Selbstvernichtung auslösen.

Ein anderes Beispiel ist die Wirkung des destruktiven Schuldgefühls. Sehr oft ist es so vernichtend, daß es von einer Schutzschicht von Wut umgeben wird. Dadurch wird der Betroffene verbittert und gereizt, so daß es sehr schwer ist, mit ihm auszukommen.

## Die Ursache der Emotionen

Bis jetzt bin ich wenig auf die Ursachen der Emotionen eingegangen und habe auch nicht über die ursprünglichen Verletzungen, den Ödipuskomplex, Ersatzbefriedigungen, sexueller Mißbrauch und die unzähligen anderen Gründe, die zu emotionalen Störungen führen, gesprochen. Der Grund dafür ist, daß sie für eine homöopathische Behandlung offenbar nicht wichtig sind, denn in der Homöopathie zählt allein die *Reaktion* des einzelnen Menschen. Die Abwehrmechanismen dagegen sind wichtig, aber hauptsächlich schauen wir darauf, wie das Leben als Ganzes wahrgenommen wird. Wir betrachten in der Tat die Fassade, die Seite, die der Welt zugewandt ist, und die Gefühle, die der Betroffene über sich, die Welt hat und wie er damit umgeht. Auf diese Weise versuchen wir, ins Zentrum des Problems zu kommen. Wenn Sie das können und das passende Arzneimittel finden, dann haben Sie wahrscheinlich das Simile gefunden.

Das ist das ganze Ziel der Homöopathie.

# II. TEIL

# Spezielle emotionale Störungen

# 6. Angst

Angst ist eine universelle Emotion. Jeder Mensch hat sie einmal in seinem Leben erlebt. Einen Menschen, der nie Angst gehabt hat, gibt es nicht. Das Konzept der Tapferkeit besteht nur deshalb, weil einige Menschen dazu gezwungen sind, in Situationen zu handeln, die die meisten für gefährlich oder beängstigend halten.

Im ersten Kapitel haben wir die Angst aus psychologischer und physiologischer Sicht und im Hinblick auf das Verhalten betrachtet. Wenn ein Mensch einer bestimmen Situation oder einem Gedanken ausgesetzt ist, bekommt er das Gefühl einer unangenehmen Vorahnung. Das führt dazu, daß er entweder selbst aus dieser Situation herauskommen möchte oder, daß er sie, um das Gefühl eines drohenden Verhängnisses loszuwerden, verändern will.

Physiologisch betrachtet, wird das Hormon Adrenalin, das im Nebennierenmark gebildet wird, in das Blut abgegeben. Das stimuliert das sympathische Nervensystem, der Herzschlag wird beschleunigt, die Atmung wird schneller, die Sicht wird schärfer, denn die Pupillen erweitern sich. Gleichzeitig wird das parasympathische Nervensystem gebremst, die Speichelproduktion und andere vegetative Körperfunktionen verringern sich. So wird der Körper auf den Kampf oder die Flucht vorbereitet.

Schließlich führen die psychischen und physiologischen Komponenten – die Angst und ihre körperliche Manifestation – dazu, daß man sich entscheiden muß, ob man sich der Situation stellt oder lieber davon läuft. Wozu man sich dann entscheidet, wird als Verhaltenskomponente bezeichnet.

Diese Darstellung der Angst ist natürlich stark vereinfacht. Und obwohl jeder schon etwas Ähnliches erfahren hat, ist doch die Art und Weise dieses Gefühls ganz und gar persönlich. Die Menschen haben unterschiedliche Angstschwellen, verschiedene Empfänglichkeiten in verschiedenen Situationen und eine Neigung zu verschiedenen unbewußten Verteidigungsmechanismen. Hinzu kommt, daß sie den Bewältigungsmechanismus wählen, der bei ihnen am besten wirkt. (Siehe Kap. 3 und 5)

## Angst hat viele Gesichter

Das Wort Angst stammt vom lateinischen anxietas ab und bedeutet Enge. Dieses scheint wiederum aus dem Sanskrit und Griechischen zu kommen. Hippokrates hat diese Emotion gut beschrieben, er spürte, daß sie zwar eine Art Furcht ist, aber nicht das gleiche wie Panik oder Schrecken.

Das scheint tatsächlich mehr als nur ein gradueller Unterschied zu sein, denn wie die Liebe hat auch die Angst viele Gesichter. Die Psychologie unterscheidet zwischen normaler und abnormaler oder pathologischer Angst.

Normale Angst entsteht als angemessene, vorübergehende Emotion, wenn man bestimmten Situationen oder Umständen ausgesetzt ist, die für angstmachend gehalten werden. Viele Leute können das zu ihrem Vorteil verwenden. Schauspieler und Sportler können sich z. B. vor einem Auftritt »in Schwung bringen« und das zirkulierende Adrenalin dazu verwenden, ihre Kondition zu verstärken. Ihr Bewältigungsmechanismus ist hier nur auf ganz bestimmte Umstände ausgerichtet, so daß sie keinen Schaden davontragen und diese Emotion sogar genießen können.

Im Gegensatz dazu besteht die abnormale Angst entweder in Angst vor einer unangemessenen Situation oder darin, daß sie in einem unangemessenen Verhältnis zur Situation steht.

Im allgemeinen leiden mindestens 75 Prozent der Leute, die einen Arzt aufsuchen, zu einem gewissen Grad an Angst. Die Mehrheit davon hat »normale« Ängste, was ihre Erkrankung betrifft. Ein signifikanter Anteil von 10–15 Prozent jedoch leidet an abnormalen Ängsten, die selbst als krankhaft zu betrachten sind. Die meisten Studien zeigen, daß Frauen den Arzt häufiger mit abnormalen Ängsten aufsuchen als Männer und zwar im Verhältnis 3,5:1.

Heute nimmt man an, daß Angst und abnormale Furcht ein Ergebnis der modernen Lebensweise sind. Man glaubt, daß Streß in einer sogenannten fortschrittlichen und entwickelten Kultur ein Ausgebranntsein, Zusammenbrüche und Panik in noch nie dagewesener Höhe verursacht. Da die modernen Streßsituationen weniger bei körperlicher Gefahr auftreten, als zu Zeiten, in denen man Löwen und Tigern begegnete, glaubt man, daß wir die physiologische Komponente unserer Angst unterdrücken. Anders ausgedrückt: Da es wenig Situationen im Zivilisations-Dschungel gibt, wo es tatsächlich um Kampf oder Flucht geht, kommt die psychische Komponente noch dazu und erzeugt eine übertriebene Wahrnehmung der Angst. Diese Theorie erklärt, daß im »konkreten« Dschungel mehr streßverursachte körperliche Erkrankungen auftreten, als in den glücklichen Tagen unserer Vorfahren.

Als die Epidemiologen sich mit dieser Theorie befaßten, zeigte sich, daß sie nicht stimmte, denn die Menschen haben immer abnormale Angst erlebt. Wenn man entwickelte und unterentwickelte Länder miteinander vergleicht, ist die Häufigkeit der Angst im allgemeinen ziemlich gleich. Zwischen 15 bis 20 Prozent der Menschen leiden so stark an Angst, daß sie Hilfe brauchen.

Ohne Zweifel ist das nur die Spitze des Eisbergs. Manche Menschen leiden an extremer Angst, aber denken nicht mal im Traum daran, einen Arzt aufzusuchen, weil sie ihr Gefühl nicht für abnormal halten. Tatsache ist, daß ihre Angst zwar abnormal sein mag, sie aber Bewältigungsmechanismen entwickelt haben, um die Angst abzuschwächen. Das kann dazu führen, daß die betroffenen Menschen Beziehungen, Situationen und Gelegenheiten aus dem Weg gehen und schließlich unzufrieden werden, weil ihnen überallhin die Angst vor der Angst folgt.

Wie wir an späterer Stelle sehen werden, kann sich die Angst selbst in einer allgemeinen Ängstlichkeit manifestieren, als Phobie, als Neigung zu Panikanfällen oder als Angst vor Krankheiten.

## Atmen – ein natürlicher Bewältigungsmechanismus

Im 5. Kapitel erwähnte ich bereits, daß die Bewältigungsmechanismen am erfolgreichsten sind, die mit den Bedürfnissen des einzelnen Konstitutionstyps im Einklang stehen. Ich gab als Beispiel Yoga an, das vielleicht für einige Menschen keine gute Lösung ist. Ich stehe zu dieser Äußerung, denn ich glaube einfach nicht, daß es viele Methoden gibt, die für jedermann geeignet sind. Trotzdem glaube ich, daß die Yoga-Atmung den meisten Menschen helfen kann, ihre Angst unter Kontrolle zu bringen.

Yoga vereinigt körperliche, kontemplative und meditative Techniken, deren Ursprung mindestens 5000 Jahre zurückliegt. Es gibt acht »Glieder« oder Zweige des Yoga, einer davon ist Pranayama – die Lehre der Atemübungen.

Pranayama lehrt, wie man den Atem kontrollieren kann. Diese ausgezeichnete Technik ist es wert, ausprobiert zu werden. Durch die Atemkontrolle können die Auswirkungen von Streß gelindert sowie die persönlichen Reaktionen abgeschwächt und so der Streß selbst verringert werden.

Wenn Sie damit beginnen, sollten Sie das Wort Kontrolle nicht überbewerten, denn es bedeutet mehr als den unbewußten Prozeß von Ein- und Ausatmen.

Es gibt zwei Grundformen des Atmens – die Lungenatmung, bei der sich der Brustkorb ausdehnt und wieder zusammenzieht, und die Zwerchfellatmung – wobei der Brustkorb beinahe unbewegt bleibt und nur der Bauch sich hebt und wieder senkt.

Lungenatmer atmen etwa 12- bis 16mal pro Minute, wohingegen Zwerchfellatmer nur etwa 8 bis 10 Atemzüge pro Minute benötigen. Wenn Sie beide Atemtypen vergleichen, sehen Sie, daß die Zwerchfellatmung signifikant mehr Atem und Energie spart als die Lungenatmung.

Versuchen Sie die folgende einfache Übung mitzumachen. Ich bin sicher, Sie werden erstaunt ein, wie entspannt Sie sich anschließend fühlen.

Setzen Sie sich zuerst bequem auf einen Stuhl an einen ruhigen Ort. Legen Sie die Handflächen auf den Unterbauch, die Fingerspitzen berühren sich dabei.

Atmen Sie nun langsam durch die Nase ein, gleichzeitig dehnen Sie den Bauch so aus, daß sich die Fingerspitzen von einander entfernen. Halten Sie den Rücken dabei gerade, denn so füllen sich die Lungen leichter mit Luft. Dehnen Sie Brust und Bauch auch noch dann weiter aus, wenn Sie glauben, schon tief genug eingeatmet zu haben.

Heben Sie nun die Schultern und halten Sie den Atem fünf Sekunden lang an. Atmen Sie anschließend langsam aus und ziehen Sie dabei den Bauch ein.

Lassen Sie alle verbrauchte Luft heraus, indem Sie tiefer als gewöhnlich ausatmen. Wenn Sie glauben, daß es genug ist, halten Sie den Atem ein bis zwei Sekunden lang an, bevor Sie wieder einatmen.

Wenn Sie etwa zweimal täglich fünf Minuten lang lernen, Ihren Atem so zu kontrollieren, ändert sich Ihr Atemmuster. Sie werden sich allgemein viel entspannter fühlen und entwickeln so einen einfachen Bewältigungsmechanismus.


## Panik

Es kann schwierig sein, mit plötzlicher, akuter Angst umzugehen. Wenn Sie nach einem akuten körperlichen oder seelischen Trauma auftritt, wird sie wahrscheinlich nur von kurzer Dauer sein. Immerhin leiden etwa fünf Prozent der Bevölkerung regelmäßig an plötzlich auftretenden akuten Panikanfällen, die aus dem Nichts heraus entstehen.

Die seelischen und körperlichen Komponenten eines akuten Panik-
anfalls sind sehr stark ausgeprägt. Sie sind durch plötzliche, über-
wältigende Ängste, gemischt mit Entsetzen, gekennzeichnet. Diese
Gefühle werden gleichsam von einer Explosion der sympathischen
Nervenreize begleitet. Der Betroffene erlebt einige oder alle folgende Symptome: Schwindel, Herzklopfen, Schweißausbrüche, Zittern, Blässe, Drang zum Erbrechen, Durchfall und Wasserlassen.
Zusätzlich kann ein Prickeln, ein Stechen wie von Nadeln in den
Extremitäten und um den Mund herum auftreten. Diese körperlichen Signale entstehen meist durch exzessives Atmen, wenn der
Betroffene nach Luft schnappt, wodurch die ganze Kohlendioxid-
reserve ($CO_2$) der Lunge verbraucht wird. Das Blut wird dadurch
leicht alkalisch, und dies wirkt sich auf den Calciumstoffwechsel
des Blutes aus, was zu einer Übererregung der Nerven führt. Deshalb kommt es zu einem Prickelgefühl und unangenehmen
Krämpfen in den Händen und im Gesicht. Im schlimmsten Falle
ziehen sich die Hände klauenartig nach innen zusammen. Unglücklicherweise verstärken diese Symptome die Angst des Betroffenen, weil sie so alarmierend auf ihn wirken.

Panikanfälle hören von selbst innerhalb von wenigen Minuten auf,
da der Regulationsmechanismus des Körpers das Säure-Basen-
Gleichgewicht wieder herstellt und die Blutchemie wieder norma-
lisiert. Einige Menschen können jedoch Anfälle bekommen, die
mehrere Stunden dauern.

Am besten können Sie einem Panikanfall damit begegnen, daß Sie
Ihren Atem kontrollieren. Anfangs empfiehlt es sich, die Handtel-
ler vor dem Mund zu halten und dabei ein- und auszuatmen. Dadurch wird die $CO_2$-Reserve angereichert und geht nicht verloren.
Wenn Sie wiederholt an Anfällen leiden, würde ich Ihnen empfehlen, eine gute Atemtechnik, wie ich sie zuvor beschrieben habe, zu
erlernen.

Die vier folgenden Mittel sind besonders wirksam. Wie bei allen
homöopathischen Verordnungen ist es jedoch wichtig, besonders

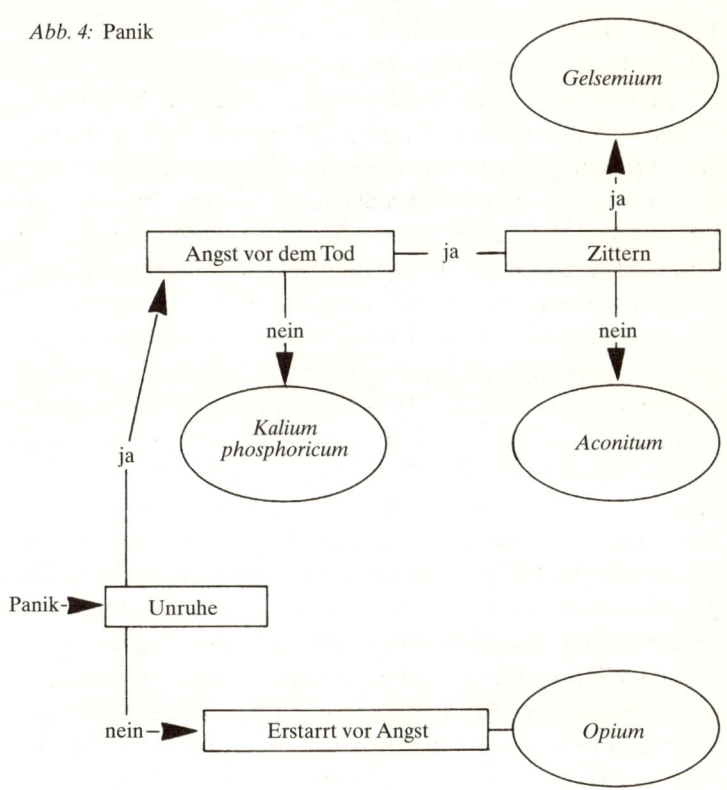

*Abb. 4:* Panik

auf die Reaktionen des Betroffenen zu achten. Einfach deshalb, weil das Mittel nicht wirkt, wenn es nicht zum Patienten paßt.

## Aconitum

Bei Angst nach einem plötzlichen Schock. Unruhe, Herzklopfen, Angst vor dem Tod. Ein ausgezeichnetes Heilmittel für Panik-anfälle mit Erregung. Auch sehr hilfreich, wenn man in kaltem Schweiß gebadet, im zerwühlten Bettzeug von einem Alptraum aufwacht.

*Gelsemium*
Bei Panikanfällen, die zu Erschöpfungszuständen führen. Die Betroffenen zittern vor Angst.

*Kalium phosphoricum*
Bei Panikanfällen von sehr nervösen Typen, die an Alpträumen leiden und zu Hysterie neigen.

*Opium*
Bei Panik, wenn der Betroffene vor Angst wie versteinert oder wie »am Boden festgewachsen« oder vor Schreck erstarrt ist.

# Angst vor Zukünftigem

Viele Leute werden mit Verabredungen und Auftritten spielend leicht fertig. Andere denken keine Minute lang an das Ereignis, bis es unmittelbar bevorsteht. Wieder andere denken Tage oder Wochen zuvor daran, und ihre Angst wird immer größer oder sie verstärkt sich jedesmal, wenn sie daran denken.
Diesen Menschen kann mit den folgenden Mitteln geholfen werden:

*Argentum nitricum*
Bei Angst, die Tage vor dem Ereignis auftritt und Durchfall verursachen kann. Die Betroffenen können auch Herzklopfen und Schwitzanfälle bekommen.

*Gelsemium*
Bei Angst, die Tage vor dem Ereignis auftritt und mit dem Drang verbunden ist, häufig zu urinieren. Der Betroffene zittert vor Angst, wann immer er an das Ereignis denkt. Der Schlaf leidet wahrscheinlich darunter.

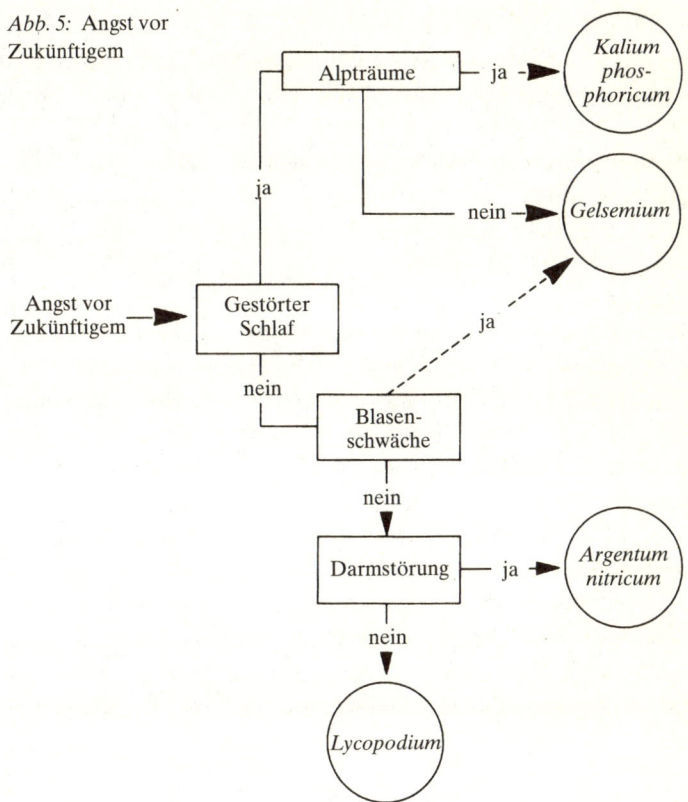

*Abb. 5:* Angst vor Zukünftigem

## Kalium phosphoricum

Bei Angst und Schrecken, die sich Tage vor dem Ereignis äußern, besonders wenn die Betroffenen das erste Mal mit Leuten zusammentreffen. Diese Typen können sehr lethargisch werden und an Alpträumen leiden.

## Lycopodium

Bei Angst, die Tage vor dem Ereignis vor allem bei zurückhaltenden Menschen, die zu einer bestimmten Berufsgruppe gehören, auftritt (Lehrer, Rechtsanwälte, Ärzte). Sie sind sehr gewissenhaft und sensibel. Obwohl sie gewohnt sind, vor Publikum zu sprechen, haben sie noch Lampenfieber. Wenn sie Betroffenen jedoch einmal ihren Auftritt begonnen haben, machen sie ihre Sache sehr gut. Sie neigen zu Magengeschwüren und Verdauungsbeschwerden.

## Unterdrückte Ängste

Die Volksmedizin kennt den Rat, daß man nie eine Emotion unterdrücken sollte. Denn Angst in sich hineinzufressen kann alle möglichen Störungen verursachen. In der Tat unterdrücken einige Menschen ihre Emotionen so gut, daß ein emotionales Problem nur dann ans Tageslicht kommt, wenn gesundheitliche Beschwerden entstanden sind.

*Causticum*
Bei allgemeiner Angst, die schüchterne, pessimistische und oft auch weinerliche Menschen überkommt. Sie sind immer außergewöhnlich mitfühlend mit anderen Menschen. Wenn sie über ihre eigenen Beschwerden nachdenken, geht es ihnen immer schlechter – besonders bei Warzen und Hämorrhoiden.

*Gelsemium*
Bei allgemeiner Angst, die lustlose, zittrige Personen betrifft. Sie müssen sich hinlegen, wenn sie gestreßt sind. Starke Gefühle machen sie krank, dabei sind sie besonders anfällig für Schnupfen, Migräne und Diarrhoe.

*Lycopodium*
Bei allgemeiner Angst von reservierten und besorgten dreinblickenden Personen, die häufig einer bestimmten Berufsgruppe angehören (Lehrer, Anwälte, Ärzte). Sie sind oft gewissenhaft und

sensibel und neigen zu Magengeschwüren und Verdauungsbeschwerden.

### Natrium muriaticum

Bei allgemeiner Angst von empfindlichen, melancholischen Personen, Sie fühlen sich immer schlechter, wenn ihnen Zuneigung gezeigt wird. Sie wollen alleine sein, um zu weinen. Sie haben Verlangen nach Salz und salzigen Sachen. Diese Typen neigen zu Migräne und typisch hämmernden Kopfschmerzen, Hautproblemen und Depressionen.

### Phosphor

Bei allgemeiner Angst von empfindlichen, kreativen oder künstlerisch veranlagten Menschen. Sie haben Angst vor dem Tod und hassen das Alleinsein. Sie reagieren empfindlich auf laute Geräusche, auf Sturm oder Streitigkeiten. Sie können plötzliche Temperamentsausbrüche bekommen, die ebenso schnell verschwinden, wie sie gekommen sind, und neigen zu Nasenbluten, Menstruationsproblemen und Laryngitis.

### Pulsatilla

Bei allgemeiner Angst von sanften, nachgiebigen Personen. Sie weinen schnell bei traurigen Filmen, bei Musik und wenn sie tragische Geschichten in der Zeitung lesen. Es geht ihnen immer besser, wenn man sie tröstet. Sie neigen zu Anämie, Katarrh und Gerstenkörnern.

## Unruhe und Angst

Die oben genannten Mittel sind für Menschen, die versuchen tapfer zu sein. Die folgenden Mittel passen eher, wenn die Betroffenen unruhig oder aufgeregt reagieren.

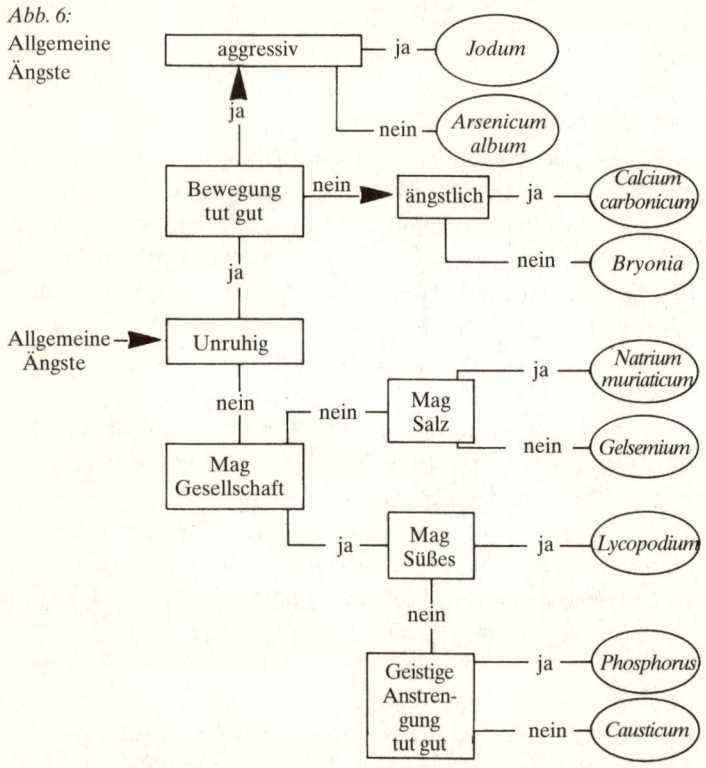

*Abb. 6:*
Allgemeine
Ängste

### Arsenicum album
Bei allgemeiner Angst und ausgeprägter Unruhe von ordentlichen, pingeligen Personen. Sie neigen zu Verzweiflung, besonders wegen ihrer Gesundheit und fühlen sich vernachlässigt.

### Bryonia
Bei allgemeiner Angst, wenn sich der Betroffene nicht ruhig halten kann, obwohl Bewegung seine Symptome verschlimmert. Diese Menschen können sehr reizbar sein, und wenn sie wütend sind, geht es ihnen schlechter.

*Calcium carbonicum*

Bei allgemeiner Angst von Menschen, die es nicht mögen, von anderen angeschaut zu werden. Sie ringen die Hände, wenn sie an ihre Ängste denken oder darüber reden. Sie haben Angst, verrückt zu werden. Sie fühlen sich im allgemeinen am Abend und nach körperlichen oder geistigen Anstrengungen schlechter.

*Jodum*

Bei allgemeiner Angst, bei der sich der Betroffene schlechter fühlt, wenn er untätig ist. Diese Menschen müssen immer geschäftig sein und können aus einem Impuls heraus aggressiv handeln.

# Sexuelle Ängste

Schwierigkeiten in der Partnerschaft sind häufig die Ursache für emotionale Probleme. Umgekehrt können aber auch emotionale Störungen zu Partnerschaftskonflikten führen. Dabei können sich sexuelle Ängste besonders verheerend auswirken.

Denken Sie jedoch daran, daß die sexuelle Angst an sich nur das Zeichen eines anderen emotionalen Problems, wie z. B. einer Depression, ist. In diesem Fall sollte dieses Problem als erstes behandelt werden.

## Männliche Störungen

Männer leiden an zwei Hauptproblemen. Erstens an einer vorzeitigen Ejakulation; der Mann ejakuliert dabei unmittelbar nach dem Eindringen. Zweitens an Impotenz. Sie macht es dem Mann unmöglich, eine Erektion zu bekommen oder aufrechtzuerhalten. Der Grund für beide Störungen kann in einer Art Lampenfieber oder Angst vor dem eigentlichen Akt liegen. So entsteht ein Teufelskreis. Jedesmal wenn das Problem auftritt, ist es mit Angst belastet und vermindert die Chance, es zu überwinden.

Etwa 75 Prozent aller Männer ejakulieren innerhalb von zwei Minuten nach der Penetration. Die homöopathische Behandlung der vorzeitigen Ejakulation hat zum Ziel, die Zeitdauer der Erektion zu verlängern.

Sehr nützlich ist es, wenn das Paar gemeinsam darin übereinstimmt, für eine Zeitlang keinen tatsächlichen Geschlechtsverkehr zu haben. Das Vorspiel sollte betont werden, mit der Absicht, die Erektion aufrechtzuerhalten; dabei sollte nur soweit stimuliert werden, daß es nicht zu einem Orgasmus kommt. Dann verringert man die Stimulation, so daß die Erektion zurückgeht. Mit der Zeit wird das Vorspiel verlängert, bis die Erektion etwa zwanzig Minuten lang aufrechterhalten werden kann. Erst dann sollte es zum tatsächlichen Geschlechtsverkehr kommen.

Es gibt verschiedene Medikamente, die Impotenz verursachen können, z. B. einige Antidepressiva, Steroide und Mittel gegen hohen Blutdruck.

> *Unter gar keinen Umständen sollten Medikamente ohne vorherige Rücksprache mit dem Arzt abgesetzt werden.*

Zusätzlich sollten bestimmte gesundheitliche Störungen ausgeschlossen werden, wie z. B. Alkoholabhängigkeit, Diabetes, Gefäßerkrankungen, neurologische Erkrankungen und Hormonstörungen.

> *Bei Impotenz sollte auch die Meinung des Arztes gehört werden.*

Die folgenden homöopathischen Mittel können bei männlichen Störungen helfen:

*Argentum nitricum*
Bei sexuellen Problemen, die mit viel Angst vor dem Ereignis und vorzeitiger Ejakulation verbunden sind. Die Betroffenen bekommen Herzklopfen mit gleichzeitigem Übelkeitsgefühl im Bauch, wenn sie an Sex denken.

*Lycopodium*
Bei Impotenz oder schwacher Erektion und vorzeitiger Ejakulation von besorgten, intellektuellen Personen. Diese beneiden andere »weniger begabte« Personen, die offensichtlich dieses Problem nicht haben. Sie neigen dazu, ziemlich hochmütig zu sein.

*Acidum phosphoricum*
Bei sexuellen Ängsten von lethargischen, gleichgültigen Personen. Ein Schock oder Trauer können die Ursache für dieses Problem sein.

**Weibliche Störungen**
Bei Frauen ist Vaginismus eines der Hauptprobleme. Die Beckenmuskeln ziehen sich dabei derart zusammen, daß ein sexueller Verkehr unmöglich ist.
Gynäkologische Probleme, die eventuell zu Dyspareunie (Schmerzen beim Verkehr) führen, sollten in Betracht gezogen werden. Darüber hinaus können auch psychische Traumen aus der Vergangenheit wie sexueller Mißbrauch die Ursache dafür sein.
Als erstes sollte ein Arzt aufgesucht werden.
Ich habe die Erfahrung gemacht, daß die folgenden Mittel hilfreich sein können:

*Belladonna*
Bei akutem Vaginismus, verbunden mit Erröten, Hitze und akuter Angst. Dieses Problem kann plötzlich und auch ohne Angstgefühle entstehen.

## Cactus grandiflorus

Bei Vaginismus von melancholischen Personen. Der Vaginismus ist stark und sehr schmerzhaft, weil sich die Muskeln krampfartig zusammenziehen. Die betroffenen Frauen können vor Schmerz aufschreien.

# 7. Phobien

Eine Phobie wird als Erfahrung exzessiver Angst definiert, wenn man mit einem Objekt oder einer Situation in Kontakt kommt, die in sich selbst keine Gefahr trägt.

Wie im 1. Kapitel erwähnt, stammt der Name von der altgriechischen Gottheit Phobos, dem Sohn des Kriegsgottes Ares, ab. Man machte ihn für plötzlich auftretendes Entsetzen bei den Soldaten verantwortlich. Es gibt jedoch einen Unterschied zwischen der Angst, die er verursachte, und der, die vom Gott Pan hervorgerufen wurde. Während Pan unter beinahe allen Umständen Panik verursachte, sorgte Phobos nur für Angst in besonderen Situationen.

Dieser Unterschied ist ziemlich wichtig, denn beide Phänomene werden oft verwechselt. Obwohl die Angst, die dabei gefühlt wird, genau die gleiche sein kann, haben Phobien immer einen erkennbaren und wiederholbaren Auslöser, während Panikanfälle aus heiterem Himmel entstehen (siehe 6. Kapitel).

Wie alle anderen Arten der Angst besteht auch die Phobie aus den drei Komponenten, die im 1. und im 6. Kapitel erwähnt wurden, dem psychischen Gefühl, der physiologischen Empfindung (Sensation) und dem Verhalten. Das Charakteristische an Phobien ist jedoch, daß der Betroffene etwas unternimmt, um die Situation zu vermeiden, weil er weiß, wie es ihm sonst ergeht. In der Tat gibt es Menschen, die an Phobien leiden und tatsächlich niemals Angst haben, denn sie vermeiden die angstauslösenden Situationen völlig. Lieber strukturieren sie ihr ganzes Leben um ihre Angst herum, als sich mit ihr auseinanderzusetzen. Sie können ihr Problem so erfolgreich vermeiden, daß Freunde und Verwandte gar nicht merken, daß diese Personen eines haben.

Man sagt, daß ein Problem nicht eher gelöst werden kann, bevor der Betroffene sich eingesteht, daß er ein Problem hat. Der erste Schritt besteht also darin, die Phobie zuzugeben und die Hilfe anderer anzunehmen.

Manchmal entstehen Phobien aus sich selbst heraus, und manchmal sind sie nur die äußere Erscheinung eines anderen emotionalen Problems. Depressionen werden häufig von Phobien begleitet. Das ist ein Beispiel für die Mischformen von Gefühlen, wie ich sie im 5. Kapitel darlegte. In diesem Fall veranlaßt die Phobie den Betroffenen, eine bestimmte Situation zu vermeiden, die seine Depression verschlimmern könnte. Hier fungiert das phobische Syndrom als Schutzfaktor. Wie wir später sehen werden, beeinflußt das die Art und Weise, in der wir die Behandlung angehen.

**Arten der Phobie**

Im allgemeinen werden die Phobien in drei Hauptgruppen eingeteilt:

1. Agoraphobie und Klaustrophobie
2. Spezifische Phobien
3. Soziale Phobien

Es gibt noch eine andere Gruppe, die man als »Gemischte Gruppe« bezeichnen könnte. Ich glaube daher, daß sie mehr mit Besessenheit und Zwang zu tun hat, und werde sie daher im nächsten Kapitel über Fixationen behandeln.

**Behandlung von Phobien**

Es gibt viele Behandlungsmethoden bei Phobien. Die Psychotherapie versucht an die Wurzel des Problems zu kommen; sie ist aber sehr zeitaufwendig und kann ziemlich traumatisch sein, da innere Probleme ans Licht gezogen und analysiert werden. Auch die Hypnose bietet sich an; sie wirkt hauptsächlich bei einfachen oder einzelnen Phobien. Nur ausgebildete Therapeuten sollten eine solche Behandlung vornehmen.

Die Verhaltenstherapie ist eine Methode, die von den meisten Psychologen angewandt wird, dabei wird der Patient schrittweise mit dem Phobieauslöser konfrontiert. Das ist eine allmähliche Annäherung an das Objekt. Der Betroffene arbeite sich so lange durch ein Programm, bis er schließlich in der Lage ist, die gefürchtete Situation voll auszuhalten.

Die Verhaltenstherapie in Kombination mit der Homöopathie ist auch meine bevorzugte Methode. Es ist gut, wenn man dabei Freunde und Verwandte mit einbinden kann. Sie sollten jedoch verstehen, daß sie dem Betroffenen nicht einfach »nun mach schon« sagen können. Es gehört zur Natur der Phobie, daß es sehr schwierig ist, in der gefürchteten Situation logisch und rational zu handeln. Auch wenn der Betroffene vom Verstand her weiß, daß tatsächlich nichts Schlimmes geschehen kann, kann man ihn nicht dazu bringen, das auch zu glauben. Ein echter und verständnisvoller Helfer ist daher sein Geld wert.

Der Betroffene und der Helfer sollten gemeinsam eine Strategie ausarbeiten. Anfangs stellt sich der Betroffene die gefürchtete Situation nur vor – und nichts weiter. Stellen Sie sich die Situation bildlich vor, und sagen Sie sich, daß nichts Schlimmes passieren kann. Während Sie das tun, verwenden sie die Atemmethode aus dem 6. Kapitel, lassen Sie locker und versuchen Sie sich zu entspannen.

Der nächste Schritt ist, sich ein Photo des gefürchteten Ortes, der Situation oder Tätigkeit zu beschaffen. Sehen Sie sich die Bilder in Büchern an, berühren Sie die Photos, und stellen Sie sich vor, vor Ort zu sein.

Arbeiten Sie sich langsam und schrittweise durch Ihr Programm. Zuerst sollten Sie sich aus einer Distanz heraus den Ort, die Situation oder die Tätigkeit zusammen mit einem Freund ansehen. Im Laufe der Zeit können Sie allmählich näher kommen und hineingehen. Das nächste Mal gehen Sie noch einen Schritt weiter. In Begleitung eines Freundes gehen Sie dran vorbei, berühren Sie das gefürchtete Objekt, oder tun Sie genau das, was Sie fürchten. Vergewissern Sie sich die ganze Zeit hindurch, daß Ihr Freund bei Ihnen und die Situation unter Kontrolle ist.

Schließlich können Sie, zusammen mit Ihrem Freund, die Situation ausprobieren und – überwinden.

Die Homöopathie spielt bei Phobien eine große Rolle, weil sie das innere Gleichgewicht wiederherstellt, so daß die Angst Sie nicht mehr so stark behindert. Wenn das Mittel sehr gut paßt, löst sich das Problem einfach in Luft auf.

Das ideale Mittel ist das Konstitutionsmittel, denn es arbeitet am Kern des Problems. Wenn das jedoch nicht möglich ist, wählen Sie das Mittel, das am besten zu der betreffenden Phobie paßt. In diesem Falle nähert man sich dem Problem von der Außenseite des Schichtenmodells (Siehe 5. Kapitel). Denken Sie daran, daß eine tieferliegende Emotion an die Oberfläche kommen kann, wenn die Phobie verschwindet. Dadurch wird manchmal die Wahl des Konstitutionsmittels deutlicher. Wenn nicht, widmen Sie sich der nächsten »Schicht«, die sich offenbart. Lesen Sie im 3. Teil nach, mit welcher Potenz Sie beginnen sollen.

## Agoraphobie

Der Ausdruck Agoraphobie wurde zuerst von dem Deutschen Carl Westphal geprägt. Das griechische Wort »Agora« bedeutet Treffpunkt oder Marktplatz. Und das ist auch damit gemeint, die Angst vor offenen oder öffentlichen Plätzen.

Drei Viertel aller Betroffenen sind Frauen, betroffen zwischen 25 und 35 Jahren. Die Störung tritt oft familiär auf, und nicht selten kommt es vor, daß hintereinander drei Generationen von Frauen betroffen sind.

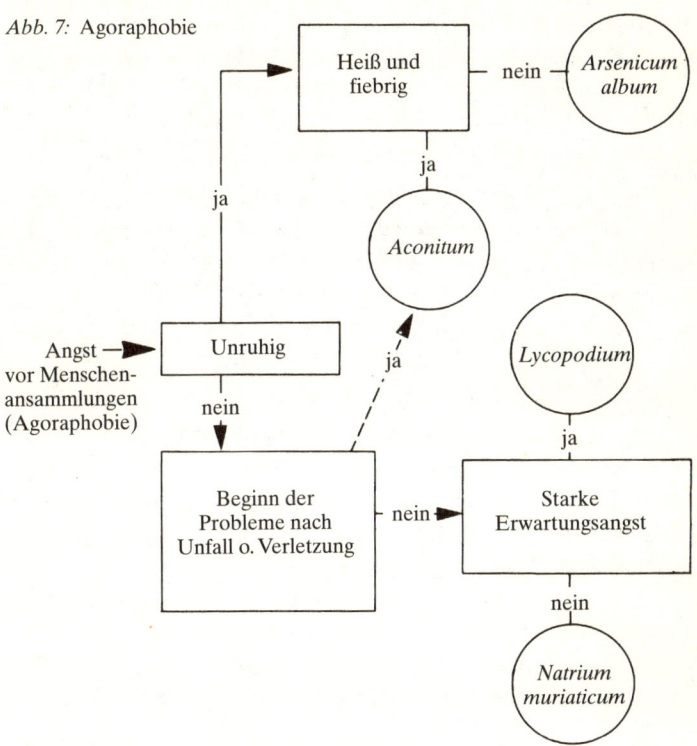

*Abb. 7:* Agoraphobie

## Aconitum
Angst auszugehen oder an einen öffentlichen Ort zu gehen, verbunden mit dem sicheren Gefühl, daß Tod oder Verletzung unvermeidbar sind.

## Arnica
Angst auszugehen, weil man sich an einen Unfall oder an ein Trauma erinnert.

## Arsenicum album
Akute Unruhe. Die Betroffenen kümmern sich übertrieben um ihr

Zuhause und sind verärgert, wenn man versucht, sie zum Ausgehen zu bewegen. Sie sind ebenfalls verärgert, wenn Personen nicht in ihre Pläne passen.

### Lycopodium
Allgemeine Angst vor Menschenansammlungen. Andererseits wollen die Betroffenen aber nicht allein gelassen werden und treten mit Widerwillen in der Öffentlichkeit auf. Sie quälen sich Tage vor dem Ereignis und suchen nach allen möglichen Entschuldigungen, um es zu vermeiden.

### Natrium muriaticum
Allgemeine Abneigung gegen Gesellschaft. Die Betroffenen wollen lieber alleine sein, hassen es auszugehen und haben etwas gegen die Sympathiekundgebungen anderer Leute, wenn sie z. B. einen Menschen verloren haben. So ziehen sie einfach »die Zugbrücke hoch« und bleiben zu Hause.

## Klaustrophobie

Klaustrophobie bedeutet Angst vor abgeschlossenen Räumen. Es kommt vom lateinischen »claustrum« und bedeutet Riegel oder Schloß.
Wie die Agoraphobie kommt sie häufiger bei Frauen zwischen 25 bis 35 Jahren vor. Sie kann gemeinsam oder abwechselnd mit Agoraphobie auftreten.

### Argentum nitricum
Angst vor geschlossenen Räumen, wenn der Gedanke daran Durchfall auslöst. Die Betroffenen haben das Gefühl, schnellstens an die frische Luft zu müssen, und achten darauf, einen kurzen Weg zum Ausgang zu haben.

*Abb. 8:* Klaustrophobie

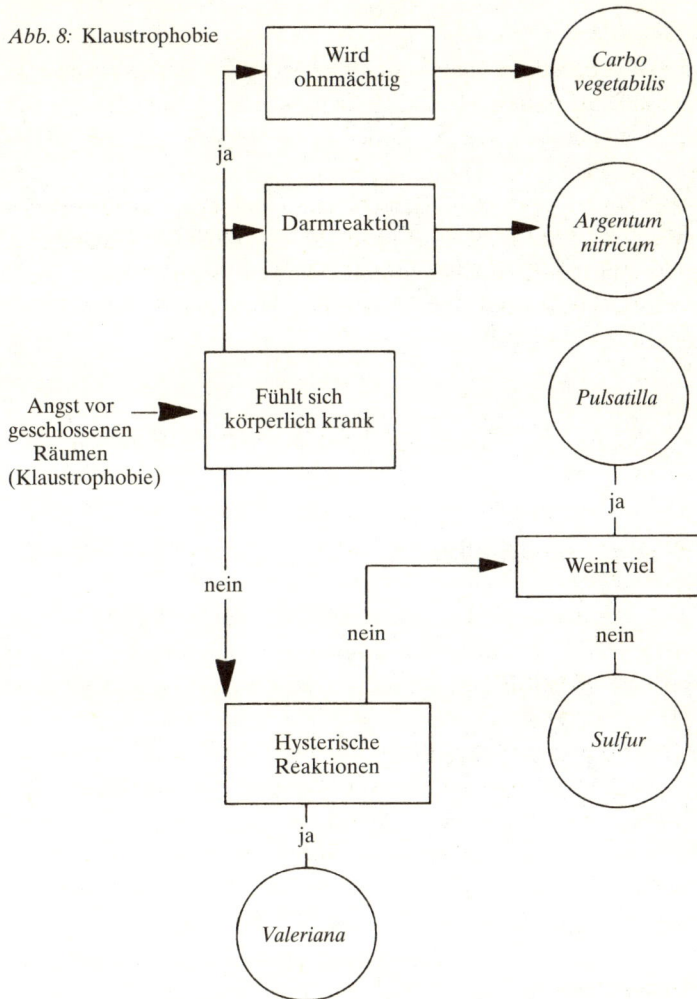

*Carbo vegetabilis*
Angst vor geschlossenen Räumen, mit dem Gefühl umzufallen oder ohnmächtig zu werden. Diese Menschen sind mit kaltem Schweiß bedeckt, wenn sie herauskommen.

*Pulsatilla*
Angst vor geschlossenen Räumen bei wechselhaften, weinerlichen Personen. Sie hassen eine stickige Umgebung und fühlen sich draußen immer besser. Sie haben wenig Durst.

*Sulfur*
Angst vor geschlossenen Räumen bei dominanten Personen. Sie sind expansiv und wollen nicht gehindert werden. Sie können sich fast nicht stillhalten und wollen sich immer irgendwo anlehnen oder herumlümmeln.

*Valeriana*
Angst vor geschlossenen Räumen. Die Person reagiert hysterisch, wenn sie mit dem Auslöser ihrer Angst konfrontiert wird.

## Spezifische Phobien

Sehr spezifische Phobien sind am häufigsten bei kleinen Kinder beiderlei Geschlechts, bevor sie die Pubertät erreichen. Meist verschwinden sie von selbst wieder. Bevor das aber geschieht, können für die Familie dadurch ungeheure Schwierigkeiten entstehen. Die Angst ist gewöhnlich panisch.
Das richtige homöopathische Mittel kann ein vollkommenes Wunder bewirken. Wenn Sie es finden, ist am besten das Konstitutionsmittel zu geben, was bei Kindern nicht immer leicht ist.
Spezifische Phobien bei Erwachsenen sind eher die Symptome von anderen, tiefer verwurzelten Ängsten. Wenn noch andere Ängste bestehen, ist wiederum das Konstitutionsmittel am besten.
Folgende Mittel wirken gut bei den aufgeführten Phobien:

### Tiere (Zoophobie)
Shakespeare spricht in seinem Stück »Der Kaufmann von Venedig« über die Angst vor Katzen. Das ist eine häufige Phobie von

Kindern und Frauen jeden Alters. Viele Leute haben eine Hunde-
phobie und Angst, von ihnen gebissen zu werden.

### Causticum
Allgemeine Angst vor Tieren. Bei Kindern, die es hassen, alleine
ins Bett zu gehen. Es geht ihnen immer schlechter, wenn sie an ihre
Krankheit und Beschwerden denken und besser, wenn man sie
ablenkt.

### China officinalis
Allgemeine Angst vor Tieren und allem, was herumkrabbelt.
Nachts geht es den Betroffenen immer schlechter. Es geht ihnen
nie gut, wenn sie während einer Erkrankung Körperflüssigkeit
oder Blut verloren haben.

### Hyoscyamus
Allgemeine Angst vor Tieren. Für Kinder, die viel lachen und ki-
chern. Sie können wegen allem streiten und murmeln vor sich hin.
Sie haben Angst, gebissen oder gekratzt zu werden.

### Stramonium
Allgemeine Angst vor Tieren. Für Kinder, die stottern und immer
Gesellschaft haben wollen. Sie haben Angst, daß sie von Tieren
gefressen werden.

## Insekten und Spinnen
Angst vor Bienen und Wespen ist sehr geläufig, besonders nach
einem Stich. Es scheint auch eine angeborene Vorsicht vor Lebewesen mit gelben und schwarzen Streifen, den Warnfarben der Natur, zu geben.
Vor allem kleine Kinder fürchten sich vor Fliegen und Schmeiß-
fliegen. Die Angst vor Nachtfaltern tritt viel häufiger auf als die vor
Schmetterlingen, vermutlich deshalb, weil sie Nachttiere sind.

Häufig haben Kinder Angst vor Spinnen. Aber auch viele Erwachsene (mehr Frauen als Männer) leiden ihr ganzes Leben lang darunter.

### Argentum nitricum
Angst vor Insekten oder Spinnen bei Leuten, die Durchfall bekommen, wenn sie Angst haben. Da sie sich auch in geschlossenen Räumen fürchten, regen sie sich extrem auf, wenn auch noch diese Tiere in ihrem Zimmer sind.

### Gelsemium
Angst vor Insekten oder Spinnen bei Leuten, die in panischer Angst davonlaufen und zu zittern anfangen. Sie müssen sich anschließend hinlegen.

### Nux vomica
Angst vor Insekten oder Spinnen bei Menschen, die gereizt reagieren, wenn andere glauben, daß sie vor fast allem Angst haben.

## Einbrecher
### Arsenicum album
Bei Leuten, die Angst haben, daß eingebrochen werden könnte. Deswegen schlafen sie mit Händen und Füßen unter der Bettdecke.

### Lachesis
Für redselige, mißtrauische Leute. Sie fühlen sich aufgedunsen und können sehr ärgerlich werden. Sie geraten außer sich, wenn sie nur an Einbrecher denken.

### Mercurius solubilis
Angst vor Einbrechern bei langsamen, müden Typen. Im allgemeinen mißtrauische Leute, die an Zittern und an verschiedenen körperlichen Ausscheidungen leiden.

*Natrium muriaticum*
Angst vor Einbrechern bei melancholischen Personen, denen es immer schlechter geht, wenn sie Sympathie erfahren. Sie haben ein Verlangen nach Salz.

*Phosphorus*
Angst vor Einbrechern bei sensiblen, kreativen Personen. Ihr Gehör kann so empfindlich sein, daß sie nachts häufig Geräusche hören, die sie Einbrechern zuschreiben.

**Dunkelheit**
Die meisten Kinder fürchten sich im Dunkeln. Viele sensible Leute haben diese Angst auch noch als Erwachsene.

*Aconitum*
Angst vor Dunkelheit, die oft durch einen Schock oder Schreck ausgelöst wurde und immer mit großer Unruhe verbunden ist.

*Calcium carbonicum*
Angst vor der Dunkelheit bei langsamen Personen, die an allen möglichen Stauungen leiden und im allgemeinen melancholisch sind. Sie glauben, daß die Leute sie anschauen.

*Causticum*
Angst vor Dunkelheit bei Menschen, die sich um andere Sorgen machen und mitfühlend sind, auch wenn sie selbst krank sind. Wenn sie an ihre Angst denken, geht es ihnen gewöhnlich schlechter. Sie mögen keine Horrorgeschichten oder -filme, denn sie vertragen sie nicht.

*Lycopodium*
Angst vor Dunkelheit bei Menschen, die empfindlich und sehr angespannt sind. Sie stehen unter dem Druck, etwas erreichen zu müssen, und wirken häufig sehr kompetent.

*Phosphorus*
Angst vor Dunkelheit bei sensiblen und kreativen Personen.

*Pulsatilla*
Angst vor Dunkelheit bei weinerlichen, ängstlichen Typen, die sich Gesellschaft wünschen und denen es durch Trost und Mitgefühl besser geht.

*Stramonium*
Angst vor Dunkelheit bei geschwätzigen Typen, die zum Stottern neigen.

## Tod

Die meisten jungen Menschen haben das Gefühl, unsterblich zu sein, so als ob ihnen tatsächlich nichts passieren könnte. Sie glauben, daß sie nur Zuschauer sind, wenn andere Leute sterben. Dieses Gefühl kann erschüttert werden, wenn sie einen Unfall, eine ernstere Erkrankung, eine Operation oder einen Verlust erleiden. Aber es gibt auch einige Menschen, die sich immer als verletzlich empfinden und den Tod mit Angst betrachten. Wieder andere fürchten ihn wegen des Drucks, den sie im Leben haben. Sie bemühen sich immer, etwas zu erreichen, und hetzen durch ihr ganzes Leben, so als ob sie in dieser so kurzen Zeitspanne möglichst viel erledigen müßten.
Es gibt viele Mittel, die dieser Angst vor dem Tod begegnen. Es folgen die gebräuchlichsten.

*Aconitum*
Angst vor dem Tod bei jeder Erkrankung, auch wenn sie nur eine Bagatelle ist. Die Angst vor dem Tod und der Glaube, daß er bald kommt, ist immer gegenwärtig.

*Apis*
Angst vor dem Tod bei Leuten, die dazu neigen zu jammern und

zu klagen. Sie sind sehr unbeholfen, wenn sie krank sind. Sie können sehr eifersüchtig sein und beklagen sich. Sie weinen und schreien.

### Argentum nitricum
Angst vor dem Tod bei impulsiven und gehetzten Leuten. Sie sind so ängstlich, daß sie Durchfall bekommen können.

### Arsenicum album
Angst vor dem Tod bei Personen, die extrem umständlich, sauber und unruhig sind. Sie können über jegliche Behandlung verzweifelt sein.

### Bryonia
Angst vor dem Tod bei Leuten, denen es schlechter geht, wenn sie sich bewegen. Sie können durch einen Wutanfall oder eine starke Emotion krank werden.

### Calcium carbonicum
Angst vor dem Tod bei langsamen Personen, die im allgemeinen melancholisch sind und an allen Arten von Stauungen leiden. Sie glauben, daß sie von allen angeschaut werden.

### Causticum
Angst vor dem Tod bei Leuten, die sich um andere Sorgen machen und Mitgefühl zeigen, auch wenn sie selbst krank sind. Da es ihnen schlechter geht, wenn sie an ihre eigene Krankheit denken, fühlen sie sich häufig besser, wenn sie an andere denken.

### Gelsemium
Angst vor dem Tode bei Leuten, die ganz erschöpft sind, wenn sie krank sind. Sie können beim Gedanken an den Tod vor Angst zittern. Manchmal haben sie jedoch das Gefühl, als ob ihr Herz

stillstehen könnte, wenn sie sich nicht bewegen. Und so zwingen sie sich zur Bewegung, obwohl sie nichts lieber täten, als sich hinzulegen.

### Lycopodium
Angst vor dem Tod bei empfindlichen und angespannten Leuten. Sie fürchten sich vor bevorstehenden Ereignissen, kommen aber im allgemeinen damit zurecht, wenn es soweit ist. Sie stehen unter dem Druck, etwas erreichen zu wollen, und wirken oft sehr professionell.

### Nux vomica
Angst vor dem Tod bei reizbaren, ehrgeizigen Leuten, die dazu neigen, viele Stimulantien zu gebrauchen. Sie neigen zu plötzlichen Temperamentsausbrüchen.

### Phosphorus
Angst vor dem Tod bei künstlerischen, sensiblen Menschen, die zu allen Arten von Blutungen neigen.

### Pulsatilla
Angst vor dem Tod bei weinerlichen, ängstlichen Typen, die Gesellschaft mögen und denen es durch Trost und Sympathie besser geht.

### Gespenster
Angst vor Gespenstern. Diese Form der Angst kommt häufig bei sensiblen Personen vor.

### Aconitum
Angst vor Gespenstern, die häufig nach einem Schreck oder Schock ausgelöst wird.

### Arsenicum album
Angst vor Gespenstern bei umständlichen und unruhigen Personen.

### Causticum
Angst vor Gespenstern bei Leuten, die immer Mitleid mit anderen haben. Wenn sie über ihre eigene Probleme nachdenken, geht es ihnen immer schlechter. Sie lassen sich leicht durch Gespenster oder Horrorbücher oder Filme beeindrucken und sollten sie meiden.

### Lycopodium
Angst vor Gespenstern bei empfindlichen, stark angespannten Personen. Sie fürchten sich vor bevorstehenden Ereignissen, kommen aber damit zurecht, wenn es soweit ist. Sie stehen unter dem Druck, etwas zu erreichen, und wirken oft kompetent.

### Phosphorus
Angst vor Gespenstern bei sensiblen und kreativen Personen.

### Pulsatilla
Angst vor Gespenstern bei weinerlichen, ängstlichen Personen, die Gesellschaft mögen und denen es durch Trost und Mitgefühl besser geht.

### Sulfur
Angst vor Gespenstern bei dominanten Personen. Es fällt ihnen schwer, stillzusitzen, und sie neigen dazu, sich anzulehnen, hinzulümmeln oder herumzuzappeln.

## Höhe
### Argentum nitricum
Menschen, die Höhenangst haben, weil sie impulsiv sind und Angst haben, sie könnten wie die Lemminge von einem Felsen oder aus dem Fenster springen.

## Pulsatilla

Weinerliche, ängstliche Personen, die Höhenangst haben, weil sie sicher sind, daß sie schwindelig werden und herunterfallen.

## Sulfur

Dominante Personen, die sich wegen ihrer Höhenangst schämen. Sie neigen dazu, sich anzulehnen, sich hinzulümmeln oder herumzuzappeln.

## Gewitter

### Natrium muriaticum

Angst vor Gewitter bei melancholischen Personen, denen es durch Mitgefühl schlechter geht. Man läßt sie am besten unter einem Tisch Schutz suchen!

### Phosphorus

Angst vor Gewitter bei sensiblen und kreativen Menschen. Sie hassen den Donnerschlag und können während des Gewitters krank werden.

### Rhododendron

Angst vor Gewittern, besonders bei Leuten, die zu rheumatischen Erkrankungen neigen. Sie haben Probleme mit den Gelenken, die wie ein Wetterbarometer sind.

## Soziale Phobien

Diese Probleme beziehen sich im allgemeinen auf die Angst in Gegenwart anderer Menschen. Der Betroffene macht sich Sorgen, was die anderen von ihm denken könnten. Er hat z. B. Angst davor, für langweilig, inkompetent, ungeschickt, dumm oder ungehobelt gehalten zu werden. Aufgrund der körperlichen Erscheinungsformen von Angst, wie Erröten, Stottern, dringend zur Toilette gehen zu müssen oder sich mit Unwohlsein zu entschuldigen, wird manchmal ein Circulus vitiosus geschaffen.

Soziale Phobien kommen eher bei Erwachsenen vor und können als isolierte Phobie oder als Symptome allgemeiner Ängstlichkeit oder Depression auftreten.

## Angst vor Fremden

*Barium carbonicum*

Angst vor Fremden bei Kindern und älteren Leuten. Die Kinder erscheinen langsam und reserviert, die Älteren haben ein schlechtes Gedächtnis und können sich schlecht konzentrieren.

*Carbo vegetabilis*

Angst vor Fremden bei erschöpften Personen. Sie leiden an einem extremen Angstgefühl und fächeln sich selbst Luft zu, um die Angst »zu kühlen«.

*Causticum*

Angst vor Fremden bei Leuten, die immer mitfühlend sind. Wenn sie an die eigenen Probleme denken, geht es ihnen schlechter. Man muß sie ablenken, bevor sie ausgehen, um andere zu treffen.

*Cuprum*

Angst vor Fremden bei Leuten, die allgemein verdrießlich sind. Sie leiden an Krämpfen sowie zusammenziehenden Schmerzen und haben häufig einen metallischen, kupfrigen Geschmack im Mund.

*Thuja*

Angst vor Fremden bei Leuten, die zu fixen Ideen neigen und z. B. meinen, jemanden oder etwas in sich zu haben. Sie leiden an Warzen.

**Lampenfieber**

Im folgenden Text bedeutet »Lampenfieber«, etwas unter den Blicken anderer zu tun. Damit kann gemeint sein, eine Rede zu halten, Sport auszuüben, in ein Theater oder Restaurant zu gehen.

*Argentum nitricum*

Bei Lampenfieber in Verbindung mit Durchfall. Diese Menschen haben das Gefühl, schnell an die frische Luft zu müssen, und sorgen dafür, daß sie nahe beim Ausgang sind. Daher sitzen sie im Theater immer am Gang oder im Restaurant an einem Tisch in der Nähe der Tür.

*Causticum*

Lampenfieber bei Leuten, die immer Mitgefühl für andere haben. Sie fühlen sich immer schlechter, wenn sie über ihre eigenen Probleme nachdenken. Sie müssen vor dem Ereignis oder Treffen abgelenkt werden.

*Gelsemium*

Lampenfieber bei Leuten, die vor Angst zittern. Sie müssen sich sogar hinlegen. Sie müssen oft große Mengen Wasser lassen.

*Lycopodium*

Lampenfieber bei sensiblen, stark angespannten Personen. Schon Tage zuvor haben sie Angst vor dem Ereignis. Wenn aber der Zeitpunkt da ist, haben sie keine Probleme. Sie bringen sich oft selbst in bestimmte Situationen und wundern sich über ihr Verhalten.

*Silicea*

Lampenfieber bei sensiblen Personen, die sich schnell entmutigen lassen. Sie trinken sich mit Alkohol Mut an, vertragen ihn aber nicht.

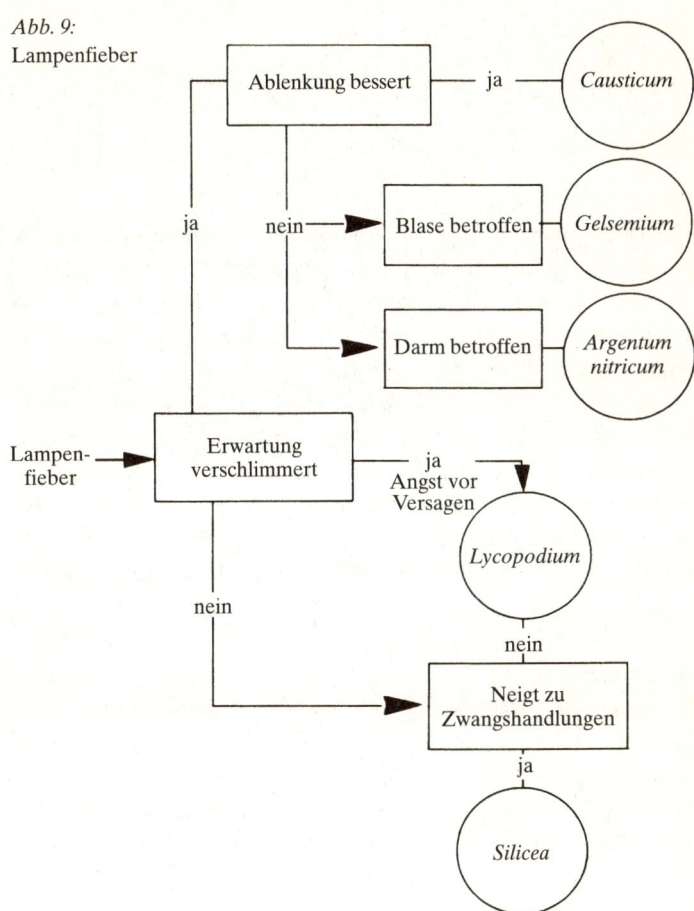

*Abb. 9:*
Lampenfieber

# 8. Fixationen

William Shakespeare, Englands größter Dramatiker, war zweifellos ein sehr guter Beobachter der Menschen. In seinen Stücken beschreibt er viele Gefühlsverirrungen, die uns schwache Menschen befallen können. Im Stück Macbeth geht es z. B. um die Eifersucht und die Lust an der Macht, die Schuld des Mörders, die Angst vor Gespenstern und den allmählichen Verfall des Geistes bis hin zum Wahnsinn. Und obwohl Macbeths emotionale Entwicklung faszinierend ist, ist das Portrait der Lady Macbeth und ihres zwanghaft besessenen Handelns ein Meisterstück. Ihre Täuschungen, Halluzinationen und der Zwang, sich die Hände zu waschen, könnten auch aus einem Lehrbuch der heutigen Psychiatrie stammen.

**Fixationen**
Der Begriff Fixation bezeichnet bei verschiedenen Leuten verschiedene Dinge. Gemäß der analytischen Terminologie von Freud bedeutet Fixation den Stillstand an einem gewissen Punkt der psychosexuellen Entwicklung. In diesem Buch verwende ich ihn für fixe Ideen oder Impulse, mit denen der Betroffene nur schwer zurechtkommt und die er kaum loswerden kann.
Am häufigsten kommen fixe Ideen bei Menschen vor, die sauber, ordentlich und umständlich sind. Das Problem dabei ist, daß diese Ideen das Leben einer Person in solchem Ausmaß bestimmen können, daß sie ihre Aufgaben nicht länger an ihrem Arbeitsplatz, in ihrem Heim und in ihren Beziehungen erfüllen kann.
Sicherlich kennen Sie das Spiel von Kindern, bei dem sie versuchen, von Pflasterstein zu Pflasterstein zu hüpfen, ohne dabei die

Lücken dazwischen zu treffen. Auch Rituale vor dem Zubettgehen gehören bei Kindern zum Abschluß des Tages. Beides sind normale Erscheinungen der Entwicklung und verschwinden in den meisten Fällen von selbst, denn sie werden nur als einfaches Spiel angesehen. Manchmal werden sie jedoch so stark, daß sie sich auf die anderen Familienmitglieder auswirken. Wenn das Ritual in einem solchen Fall nicht ganz genau eingehalten wird, drängt das Kind, es so lange zu wiederholen, bis es perfekt ist. Das geschieht dann, wenn das zwanghafte Verhalten als emotionales Problem fixiert wurde.

Die Zeit des Heranwachsens ist gewöhnlich der Zeitpunkt, an dem ein solches Verhalten auffällig wird. In den meisten Fällen besteht die zwanghafte Komponente in einer fixen Idee, die mit der abergläubischen oder mystischen Überzeugung verbunden ist, daß etwas Schlimmes geschieht, wenn nicht eine Art Ritual oder eine zwanghafte Handlung ausgeführt wird. Es kann damit beginnen, daß man die Zwischenräume der Pflastersteine vermeidet oder daß man Gegenstände berühren muß. Letzteres ist häufig damit verbunden, daß dieser Vorgang eine ganz bestimmte Anzahl lang ausgeführt werden muß. Eine Person kann sich z. B. gezwungen fühlen, das Besteck zehnmal zu berühren, bevor sie es in die Hand nimmt. Ähnlich ist es mit der Kontrolle, wenn sich eine Person dazu gezwungen fühlt zu kontrollieren, daß die Wasserhähne im Badezimmer zugedreht sind oder daß alle Elektrostecker in der Wohnung ausgesteckt sind, bevor sie das Haus verläßt. Manchmal müssen diese Menschen so häufig nachsehen, daß sie buchstäblich einige Stunden lang zu Hause angekettet sind, bevor sie die Wohnung auch nur ganz kurz verlassen können.

Auch das Ritual des häufigen Händewaschens, das Lady Macbeth so wunderbar demonstriert, kommt tatsächlich sehr häufig vor. Ich selbst kenne in der Tat Kinder, Jugendliche und alte Damen, die ihre Hände so zwanghaft von Schmutz und Keimen reinigten, daß sie die entsetzlichsten Hautkrankheiten bekamen.

## Die Psychologie der fixen Ideen

Ein charakteristischer Zug einer fixen Idee oder eines zwanghaften Gedankens ist, daß beide für den Betroffenen schwer zu kontrollieren sind, auch wenn sie von ihm als unvernünftig erkannt werden. Zusätzlich scheinen solche Gedanken den stärksten Versuchen zu trotzen, sie wieder loszuwerden.

Wie schon erwähnt, neigen einige Konstitutionstypen oder Persönlichkeiten besonders dazu, Fixationen zu entwickeln. In der Psychologie nennt man solche Menschen *anankastisch*. Sie sind sehr genau, lieben Ordnung und Organisation, halten Pünktlichkeit für eine Tugend und haben sehr strenge Standpunkte. Man nimmt allgemein an, daß ein psychisches Trauma solche Menschen in eine Neurose führt, die durch die Entwicklung zwanghafter Phänomene charakterisiert ist.

Es scheint zwei verschiedene Fixationen zu geben. Einige Leute entwickeln *Zwangsgedanken,* wobei die dazu führen, daß sie immer wieder zwanghaft über etwas nachdenken, wie z. B. das Bild einer Person in Gedanken aufzubauen. Andere wiederum agieren in *Zwangshandlungen,* wobei sie sich dazu gezwungen fühlen, rituelle Handlungen zu vollbringen, wie z. B. Holz zu berühren oder die Hände zu waschen.

Meist liegt der Entwicklung von fixen Ideen oder Fixationen ein Schuldgefühl zugrunde. Wie im 5. Kapitel erwähnt, kann der psychische Verteidigungsmechanismus der *Isolation* unbewußt hervorgerufen werden, damit der Betroffene mit seinen Schuldgefühlen leben kann. Wiederkehrende Gedanken oder Rituale zeigen einen unbewußten Versuch, die Schuld zu isolieren. So kann jemand vom Gedanken, einen anderen verletzen zu müssen, besessen werden und greift ihn mit einem Messer an. Verständlich, daß der Betroffene sich schuldig fühlt. Sein Verstand versucht ihn davon zu befreien, indem er als erstes eine Phobie vor Messern, Scheren und spitzen Gegenständen entwickelt. Als zweites mildert es dies ab, vielleicht weil er so nur unter Schwierigkeiten leben kann und erfindet ein Ritual um scharfe Gegenstände. Dann ist es für ihn in Ordnung, ein Messer zu berühren oder zu verwenden, wenn er zuvor zehnmal auf den Griff geschlagen hat. Der Haken dabei ist, daß diese Rituale meist eskalieren und aus zwanzigmal hundertmal werden kann.

Das Problem ist, daß Frustrationen entstehen, wenn das Ritual aus irgendeinem Grund nicht richtig ausgeführt werden kann. Denn der Betroffene kann keinen unvollkommenen Versuch akzeptieren. Jeder Fehler wird vom Unbewußten mit einer Phobie oder einem Panikanfall bestraft.

Manchmal ist die Fixation eine einzelne Erscheinung bei ordentlichen und pingeligen Typen, wie z. B. Arsenicum album oder Nux vomica. Manchmal ist sie nur ein Symptom von tieferliegenden Problemen. Etwa 20 Prozent aller Menschen, die an Fixationen leiden, sind auch depressiv.

## Schuldgefühle

Tatsächlich können alle psychischen Verteidigungsmechanismen, die im 5. Kapitel aufgeführt sind, vor Schuld oder möglichen Schuldgefühlen schützen. Wenn sie funktionieren, empfindet der Betroffene wahrscheinlich kein Schuldgefühl. Manchmal ist jedoch das Schuldgefühl so stark, daß der Betroffene im vollen Bewußtsein der Schuld ist und nichts tun kann, um sich von diesem Gefühl zu befreien.

Die folgenden Mittel helfen, wenn ein Schuldbewußtsein vorhanden ist.

### *Arsenicum album*
Schuldgefühl bei umständlichen, pingeligen, unruhigen Personen. Wenn sie glauben, ein kleineres oder größeres Unrecht begangen zu haben, leiden sie Qualen, die in keinem Verhältnis zur Sache

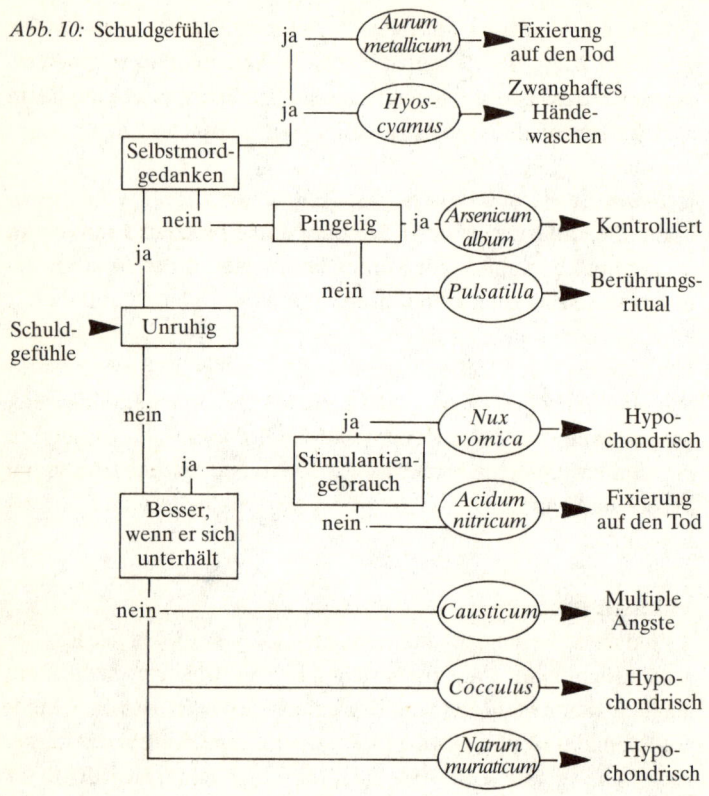

*Abb. 10:* Schuldgefühle

stehen. Sie sind nicht in der Lage, sich zu beruhigen, und versinken in immer tiefere Ängste.

### Acidum nitricum
Schuldgefühl bei eigensinnigen, reizbaren und kratzbürstigen Typen. Charakteristische Rachsucht.

### Aurum metallicum
Schuldgefühl bei depressiven Leuten, die dazu neigen, sich Schuld-

gefühle aufzuhalsen. Häufig setzen sie sich selbst herab und haben selbstzerstörerische und suizidale Gedanken. Trotzdem haben sie Angst vor dem Tod. Sie reagieren besonders empfindlich auf Lärm und Aufregungen.

## Belladonna
Akute Schuldgefühle, wenn der Betroffene plötzlich krank wird. Es kommen ihm auch lang vergessene Fehler in den Sinn, die zu intensiven Schuldgefühlen führen.

## Causticum
Schuldgefühl nach einem Schock oder Verlust. Diese Menschen haben ein enormes Mitgefühl mit anderen, wenn sie aber über ihre eigenen Probleme nachdenken, wird ihr Schuldgefühl stärker. Sie brauchen Ablenkung, weil sie glauben, daß sie jedermann verletzt hätten.

## Cocculus
Schuldgefühl bei launenhaften, träumerischen Personen. Sie können tieftraurig sei. Sie quälen sich wegen der Gesundheit anderer und glauben, daran schuld zu sein. Bewegung verschlimmert ihr Schuldgefühl, und sie klagen häufig über ein seltsames Gefühl der Leere.

## Coffea
Schuldgefühl bei leicht zu beeindruckenden Menschen. Sie denken sehr schnell – das ist ein Teil ihres Problems. Sie quälen sich wegen ihrer Schuldgefühle, und ihr Schlaf leidet darunter.

## Graphites
Schuldgefühl bei depressiven, ängstlichen, umständlichen Personen, die zu Übergewicht neigen. Sie springen bei der kleinsten Sache auf und weinen, wenn sie Musik hören. Manchmal haben sie das seltsame Gefühl, als ob ein Spinnennetz auf ihrem Gesicht läge.

## Hyoscyamus
Schuldgefühl bei mißtrauischen, geschwätzigen und unbescheide-
nen Personen. Sie lachen über die unmöglichsten Dinge und haben
Angst vergiftet oder von Hunden gebissen zu werden.

## Ignatia
Schuldgefühl bei introvertierten, wechselhaften Personen, die
schnell hysterisch werden können. Sie sind im allgemeinen melancholisch und schweigsam. Sie seufzen und schluchzen häufig. Sie
sind besonders nach einem Verlust betroffen.

## Natrium muriaticum
Schuldgefühl bei melancholischen Personen, denen es durch Trösten noch schlechter geht. Sie haben Verlangen nach salzigen Sachen. Noch lange nach einem Verlust oder Schock leiden sie an
Schuldgefühlen oder Depressionen.

## Nux vomica
Schuldgefühl bei feurigen, pingeligen Typen, die viel erreicht haben. Sie neigen dazu, Stimulantien zu gebrauchen, machen sich
deshalb Vorwürfe.

## Pulsatilla
Schuldgefühl bei ängstlichen, weinerlichen und wechselhaften
Personen, denen es draußen besser geht. Sie haben intensive
Schuldgefühle, die sie in sich hineinfressen.

## Veratrum album
Schuldgefühl bei melancholischen, gleichgültigen Typen, die unter
Schock leiden. Sie haben kalten Schweiß auf ihrer Stirn.

# Fixe Ideen und Fixationen

---

*Wenn eine Person von einer Fixation beherrscht wird, sollte immer ein Arzt aufgesucht werden.*
*Wenn eine fixe Idee völlig irrational ist und sich der Betroffene dessen nicht bewußt ist, sollte ein Arzt aufgesucht werden. Die fixe Idee könnte der Vorbote einer ernsteren psychischen Erkrankung sein.*

---

Bei einfachen fixen Ideen helfen die folgenden Mittel.

### Aconitum
Nach einem Schreck oder Schock besteht die Neigung, sich auf etwas zu fixieren. Häufig besteht Angst vor dem Tod oder das Gefühl drohenden Unglücks. Häufig leiden die betroffenen Menschen an der fixen Idee, die Straße nicht überqueren zu können.

### Anacardium orientale
Bei sehr bizarren Fixationen. Die Betroffenen glauben zwei Personen zu sein. Sie sind mißtrauisch, geistesabwesend und schwören gerne. Ein gutes Mittel bei Zwangsverhalten von älteren Menschen.

### Argentum nitricum
Bei Leuten, die zu allgemeiner Impulsität neigen. Sie fühlen sich durch Gründe gezwungen, über die sie sich schämen zu sprechen. (Siehe 4. Kapitel, Anfällige Konstitutionen)

### Arsenicum album
Bei unruhigen, ordentlichen und umständlichen Personen. Sie wollen, daß alles an seinem Platz liegt und ordentlich organisiert ist. Starke Neigung zu zwanghaftem Kontrollieren.

### Aurum metallicum

Fixe Ideen bei melancholischen Menschen, die sich selbst heruntersetzen. Sie sind besessen vom Gedanken an den Tod und stellen sich vor, wie sie sich umbringen. Trotzdem haben sie große Angst vor dem Tod.

### Cuprum metallicum

Verdrießliche Leute, die zu Boshaftigkeit neigen. Sie können sehr seltsame fixe Ideen entwickeln. Meist haben sie einen metallischen, kupfrigen Geschmack im Mund und leiden an Spasmen und Krämpfen.

### Hyoscyamus

Menschen, die Angst vor Wasser haben und sich davor fürchten, vergiftet oder gebissen zu werden. Sie neigen zu zwanghaftem Händewaschen und mögen es, wenn Dinge symmetrisch angeordnet sind.

### Ignatia

»Hysterische« Personen, besonders nach einem Schock oder Verlust. Manchmal fällt es ihnen schwer, ein Gesicht oder eine Person aus dem Kopf zu verlieren. Sie machen sich ein Bild einer Person vor ihrem inneren Auge. Diese Menschen sind empfindlich, weinerlich und sehr wechselhaft.

### Lachesis

Bei geschwätzigen, mißtrauischen Personen mit Neigung zum Aufgedunsensein, die religiös oder philosophisch Fixationen entwickkeln.

### Phosphorus

Bei künstlerischen, kreativen Personen, die Fixationen in bezug auf ihre Gesundheit entwickeln können. Sie haben Angst vor unheilbaren Krankheiten, Angst zu ersticken und leiden an Blutungen, z. B. Nasenbluten.

## Pulsatilla
Bei weinerlichen, ängstlichen Personen, denen Mitgefühl gut tut. Sie haben Angst vor dem anderen Geschlecht und neigen zu sehr fixen Ideen und Vorahnungen. Diese Menschen können Berührungsrituale entwickeln, wie z. B. Holz berühren zu müssen.

## Rhus toxicodendron
Bei melancholischen, unruhigen Personen, die zu Rheuma neigen. Sie haben die fixe Idee, vergiftet zu werden.

## Sepia
Für gleichgültige Personen, die durch ihre Lieblingsbewegung, wie z. B. Tanzen, zum Leben erweckt werden. Sie leiden an fixen Ideen über Krankheiten.

## Silicea
Für leicht zu entmutigende Leute. Sie mögen keine geistigen Anstrengungen und bekommen fixe Ideen über Nadeln. Sie fühlen sich gezwungen, sie zu sammeln und zu zählen.

## Sulfur
Bei dominanten Personen, die sich kaum ruhig halten können. Sie lehnen sich an, liegen und lümmeln sich herum. Sie haben fixe Ideen über ihren Körper, kratzen und zupfen sich und bekommen infolgedessen oft Hauptprobleme an Ohren, Nase oder Nägeln.

## Tarantula hispanica
Für Leute mit rasch wechselnden Launen. Sie stehen unter dem beständigen Zwang, geschäftig zu sein. Sie entwickeln fixe Ideen über Dinge, die sie nicht mögen, und fühlen sich gezwungen, sie zu zerstören.

*Thuja occidentalis*
Für gehetzte und gefühlsmäßig empfindliche Leute, die zu Warzen und Polypen neigen. Sie leiden oft an seltsamen fixen Ideen, als ob Körper und Seele getrennt seien: daß jemand neben ihnen stehen würde oder daß ein Tier in ihnen wäre.

*Veratrum album*
Für melancholische Personen, die gelegentlich hyperaktive und manische Phasen haben. Sie entwickeln fixe Ideen, Dinge zu zerreißen und aufzuschlitzen.

# Hypochondrie

Fixationen über Gesundheit, körperliche Vorgänge und Angst vor dem eigenen Tod sind sehr häufig. Manchmal ist die Fixation ein Bestandteil ihrer persönlichen Veranlagung, manchmal entsteht sie erst nach dem Aufflammen von Angst oder als Folge einer Depression.
Bei Angstzuständen kann die Fixation ein Nebeneffekt von körperlichen Angstsymptomen sein. Wenn jemand z. B. Herzklopfen hat, kann sich daraus die Angst vor einer Herzerkrankung entwickeln.
In der Depression sind eher Fixationen über schwere Erkrankungen üblich, z. B. Krebs oder eine degenerative Erkrankung zu haben. Wenn jemand diese Ängste hat, sollte er schnell einen Arzt aufsuchen, um wieder einen klaren Kopf zu bekommen.
Die folgenden Mittel können hilfreich sein.

*Arsenicum album*
Für umständliche, ordentliche Personen, die sehr unruhig und aufgeregt sein können. Wenn die Dinge nicht so gut laufen, stellen sie sich das Schlimmste vor. Sie zweifeln daran, daß es ihnen jemals

wieder gutgehen wird und bezweifeln den Nutzen aller Medikamente. Nachts laufen sie hin und her. Sie haben Angst vor dem Tod.

## Aurum metallicum

Für melancholische Personen, die sich selbst herabsetzen. Sie sind vom Gedanken an den Tod besessen und überlegen sich, wie sie sich umbringen könnten. Trotzdem haben sie große Angst vor dem Tod.

## Calcium carbonicum

Für langsame, gestaute Personen, die große Angst vor einem geistigen Zusammenbruch haben. Sie haben große Angst, ihren Verstand zu verlieren.

## Ignatia

Für hysterische Personen, die auf Trauer, Schock oder andere starke Gefühle mit fixen Ideen in bezug auf ihre Gesundheit reagieren. Diese Neigung gehört zu ihrem Naturell. Sie neigen zu hysterischen Reaktionen.

## Natrium muriaticum

Für melancholische Personen, denen es durch Trost schlechter geht. Sie haben ein starkes Verlangen nach salzigen Sachen und neigen zu schweren Kopfschmerzen.

## Nux vomica

Für hitzige, reizbare Personen, die ehrgeizig sind. Sie neigen dazu, Stimulantien zu gebrauchen und haben Magenprobleme. Sie können ziemlich ärgerlich werden, wenn sie länger über ihre Gesundheit nachdenken.

## Valeriana

Für wechselhafte, übersensible Personen. Sie neigen zu krampfartigen Schmerzen, Blähungen und Zittern.

# 9. Traurigkeit und Depression

Traurigkeit und Depression treten sehr häufig auf. Obwohl beide Worte etwas Ähnliches ausdrücken, haben sie im allgemeinen eine unterschiedliche Bedeutung. Während die meisten Menschen gelegentlich einmal traurig sind, leiden nur sehr wenige davon an einer Depression. In der Tat gibt es keinen echten Konsens darüber, weil sich die Psychologen nicht über die Natur der Depression einig sind.

Einige Psychologen glauben, daß die Traurigkeit nur die mildere Form einer Emotion, deren stärkste Form die suizidale Depression ist, darstellt. Andere beschreiben die Traurigkeit als vorübergehenden, normalen Zustand, den man von der als Krankheit definierten Depression unterscheiden muß. Letzteres unterteilt man in die neurotische und in die psychotische Depression, wie z. B. die manisch-depressive Psychose oder die psychotische Depression.

Um das Verständnis noch zu erschweren, kommt dazu, daß eine bemerkenswerte Diskussion darüber besteht, ob die Depression eher eine körperliche oder psychische Grundlage hat. Das zeigt auch die Art, in der man die Depressionen unterscheidet, nämlich in die sogenannten endogenen und reaktiven Depressionen. Man ist sich zwar darüber einig, diese strenge Klassifizierung nicht mehr zu verwenden, aber dennoch wird dieses Modell von vielen Psychiatern herangezogen, wenn es um die Wahl einer Therapie geht. Man glaubt, daß die endogene Depression ein genetisches oder biochemisches Problem ist. Sie ist klassisch mit Schlafstörungen (frühes Erwachen am Morgen), Appetitverlust, Verlust des sexuellen Verlangens, Verstopfung und Verdauungsstörungen verbunden. Die reaktive Depression entsteht nach einem offensichtlichen emotionalen Trauma oder nach einem Verlust. Sie wird wahrscheinlich von den sogenannten biologischen Zügen der Depression begleitet.

Der Grund weshalb man die beiden Arten unterscheidet, ist der, daß die endogene Depression eher auf Medikamente und körperliche Behandlung anspricht. Reaktive Depressionen sprechen eher auf psychotherapeutische Behandlungen an – die einfachste von allem ist die Beruhigung.

Es ist jedoch leider eine Tatsache, daß sie nicht immer so genau zu unterscheiden sind. Die meisten Depressionen sind gemischt und das bedeutet, daß es wahrscheinlich viele verschiedene Gründe für eine Depression geben kann. Es bedeutet aber auch, daß verschiedene Verordnungen zu treffen sind, je nachdem, wie der Betroffene seine Depression beschreibt.

Eben weil die Menschen so unterschiedlich reagieren, wenn sie traurig oder depressiv sind, kann die Homöopathie hier viel anbieten.

**Die wichtigsten Merkmale von Traurigkeit und Depression**
Bevor wir uns mit den einzelnen Mitteln befassen, sollten wir die Ausdrucksformen betrachten, die relativ häufig bei Depressionen vorkommen.

– Niedergeschlagenheit
– Vitalitätsverlust
– Schuldgefühl
– Selbstentwertung
– Hoffnungslosigkeit und Verzweiflung
– Schlafstörungen
– wechselnde Stimmungen

Das Problem ist, daß es einem depressiven Menschen schwerfällt, nach vorne zu sehen. Er glaubt, daß seine Zukunft schwarz und düster aussieht oder daß er überhaupt keine Zukunft mehr hat.

Schuldgefühle sind oft überhaupt nicht gerechtfertigt, und trotzdem kann man sie nur schwer wieder loswerden. Sie können zu weiterer Selbstentwertung und zu dem Gefühl, vollkommen nutzlos zu sein, führen. Die Gefahr dabei ist, daß der Betroffene daran denkt, sich selbst zu verletzen oder umzubringen.

---

**Bei Selbstmordgedanken oder dem Wunsch, sich selbst zu verletzen, suchen Sie unverzüglich medizinische Hilfe auf!**

---

### Homöopathie und Depression

Wie schon erwähnt, kann eine Depression sehr gefährlich werden, wenn der Betroffene seine Hoffnung verliert. Wenn das Leben seinen Sinn verliert, dann liegt ein Selbstmordversuch nahe. Aus diesem Grund ist professionelle Hilfe bei einer schweren oder langwierigen Depression unbedingt nötig.

Ebenso ist es wichtig, *daß Medikamente nur auf ärztliche Anweisung abgesetzt werden dürfen.* Das bedeutet, daß homöopathische Medikamente mit gutem Erfolg neben den konventionellen Mitteln eingenommen werden können.

Wie im 4. Kapitel gesagt wurde, sind einige Konstitutionstypen besonders anfällig für Depressionen. Wenn das Konstitutionsmittel leicht gefunden werden kann, sollte es immer zu Beginn einer Phase der Niedergeschlagenheit eingenommen werden, um zu verhindern, daß die Depression Fuß faßt.

Im 4. Kapitel wurde erwähnt, daß viele Menschen sich selbst dadurch schützen, daß sie ihre Depression in einer anderen Emotion abkapseln. Wenn das der Fall ist, besteht das Ziel der Therapie darin, zuerst die Depression und dann die zweite oder dritte Emotion zu behandeln.

# Agitierte Depressionen

Unruhe ist hier ein Hauptmerkmal. Menschen mit dieser Depressionsform sind unruhig, zappelig, gehen auf und ab und sind in Eile.

*Acidum nitricum*
Traurigkeit und Depression bei kratzbürstigen, reizbaren Personen. Sie fallen in Verzweiflung, können aber ziemlich rachsüchtig und kratzbürstig sein. Sie sind sehr empfindlich allem gegenüber.

*Arsenicum album*
Traurigkeit und Depression bei umständlichen, ordentlichen und unruhigen Personen. Sie leiden an starken Angstanfällen. Sie sind zappelig und gehen immer auf und ab. Sie zweifeln daran, daß es ihnen jemals wieder gutgehen wird und bezweifeln die Wirkung der Behandlung.

*Aurum metallicum*
Plötzliche Anfälle von Traurigkeit oder Depression, die wie aus heiterem Himmel entstehen. Die Betroffenen halten sich für wertlos, wegen allem möglichen bedrückt, und empfinden Ekel vor sich selbst und dem Leben. Sie verspüren den Drang zum Selbstmord, obwohl sie Angst vor dem Tod haben, und können nicht still oder ruhig sein.

*Belladonna*
Plötzliche Anfälle von Traurigkeit und Depression. Die Plötzlichkeit des Anfalls und die begleitenden körperlichen Reaktionen sind charakteristisch. Diese Menschen haben weite Pupillen, heiße und gerötete Wangen und einen heftigen Puls. Sie sind unruhig und wie »aufgepumpt«.

## Jodum

Traurigkeit und Depression, wenn die Zukunft trübe erscheint. Die Betroffenen können nicht stillsitzen und leiden an dem Impuls wegzulaufen, etwas zu zerstören oder etwas Aggressives zu tun. Sie mögen keine Gesellschaft und denken an Selbstverletzung und Selbstmord.

## Lilium tigrinum

Unruhe, Traurigkeit und Depression bei weinerlichen, ängstlichen Personen, hauptsächlich Frauen. Diese Menschen leiden an prämenstruellen Problemen und Gleichgültigkeit. Sie sind dauernd geschäftig, jedoch ohne echtes Ziel.

## Natrium muriaticum

Traurigkeit und Depression bei Personen, die wegen Kleinigkeiten in Erregung geraten können. Es geht ihnen durch Trost schlechter, und sie haben ein Verlangen nach Salz. Sie sind schwierig, hastig und unruhig.

## Nux vomica

Bei Reizbarkeit, unruhiger Depression und Traurigkeit. Diese Menschen sind ehrgeizig und haben das Gefühl, daß sie die Dinge schleifen ließen. Sie können sehr hitzig werden, wenn sie unter Druck stehen, und haben Verdauungsprobleme.

## Phosphorus

Für künstlerische, kreative Personen, die Anfälle von Traurigkeit haben. Sie sind zappelig und unruhig und müssen ständig beruhigt werden.

## Rhus toxicodendron

Bei Traurigkeit und Depression mit extremer Unruhe. Diese Menschen können sich keinen Moment stillhalten. Nachts geht es ihnen schlechter und sie halten es im Bett nicht aus. Sie neigen zu Rheuma und leiden an der Angst, vergiftet zu werden.

## Lethargische oder retardierte Depressionen

Lethargie, langsame Bewegungen und Gedanken und verminderte Konzentration sind die charakteristischen Reaktionen.

*Calcium carbonicum*
Traurigkeit und Depression bei langsamen, besorgten Personen mit Stauungssymptomatik. Die Symptome verschlimmern sich nach der leichtesten geistigen oder körperlichen Anstrengung.

*China officinalis*
Traurigkeit und Depression besonders nach Blutverlust oder dem Verlust von Körperflüssigkeiten, z. B. nach einem Durchfall. Obwohl diese Menschen depressiv und lethargisch sind, schwirrt ihnen der Kopf.

*Graphites*
Traurigkeit und Depression bei ängstlichen, unentschiedenen Personen. Sie sind ängstlich, erschrecken leicht und klagen über das absonderliche Gefühl, ein Spinnengewebe auf dem Gesicht zu haben.

*Kalium phosphoricum*
Traurigkeit bei ängstlichen Personen, die große Angst davor haben, mit Menschen zusammenzutreffen. Wenn sie depressiv sind, verfallen sie in vollkommene Lethargie und leiden an schlechtem Gedächtnis. Sie können schlafwandeln, leiden an Alpträumen und schrecken im Schlaf auf.

*Sepia*
Traurigkeit und Depression bei gleichgültigen Personen, die zum Leben erwachen, wenn sie ihre Lieblingsbewegungen machen, wie z. B. Tanzen. Ihr Zustand wird schlimmer durch Trost und Begleitung. Diese Menschen haben davor Angst, alleine gelassen zu werden.

*Sulfur*
Traurigkeit und Depression bei dominanten, selbstsüchtigen Personen. Sie neigen dazu, sich anzulehnen, sich hinzulümmeln und hinzulegen. Sie finden es immer schwierig, sich selbst zu motivieren, besonders wenn sie traurig sind. Sie schaffen es nie, gepflegt auszusehen.

*Veratrum album*
Traurigkeit und Depression verbunden mit großer Erschöpfung. Die Betroffenen neigen zu Schweißperlen auf der Stirn und sind gleichgültig gegenüber allen Dingen. Sie neigen dazu, Dinge zu zerreißen oder aufzuschlitzen.

## Hysterische Depressionen

Charakteristische Reaktionen sind plötzliche, impulsive und theatralische Gesten. Verzweifelte Seufzer, lautes Weinen, plötzliche Temperamentsausbrüche und wechselnde Launen. Im depressiven Zustand zeigen sich die Betroffenen selbstzerstörerisch oder suizidal. Sie können die extrovertierte Persönlichkeit einer Primadonna haben oder introvertiert sein und eine Maske aufsetzen, die ihnen erlaubt, die Rolle des Extrovertierten zu spielen.

*Cimicifuga*
Depression der Primadonna mit Träumen von bevorstehendem Bösen. Diese Menschen sprechen unaufhörlich, wirken selbstzer-

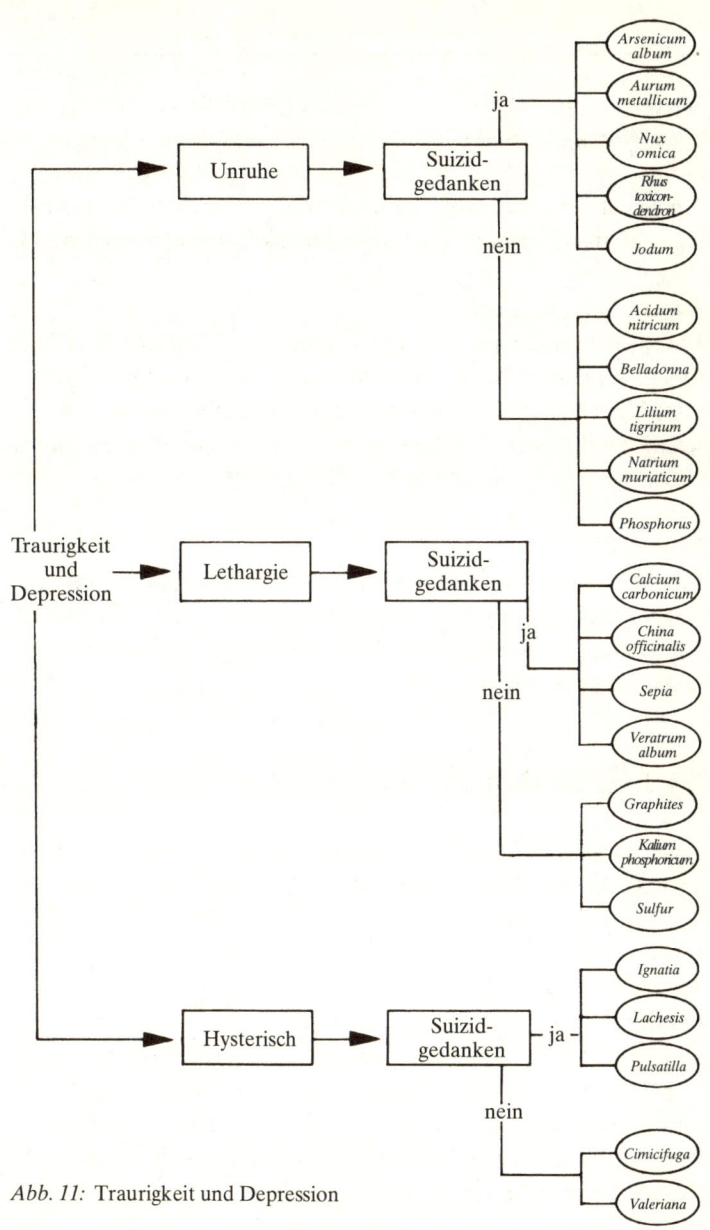

*Abb. 11:* Traurigkeit und Depression

störerisch und bekommen vollkommen unvorhersehbare, hysterische Anfälle.

### Ignatia
Hysterische Depressionen bei wechselhaften, selbstbeobachtenden Personen. Sie seufzen und weinen dramatisch, besonders nach Schock oder Verlust.

### Lachesis
Traurigkeit bei geschwätzigen, mißtrauischen Personen, die aufgedunsen sind. Sie wollen den Problemen aus dem Weg gehen und können sehr eifersüchtig sein und dramatisch reagieren.

### Pulsatilla
Hysterische Depression bei ängstlichen, weinerlichen Personen, die sich lieber im Freien aufhalten. Trost bessert ihren Zustand. Sie haben Angst vor dem anderen Geschlecht. Sie weinen bei allen möglichen Anlässen, z. B. bei romantischen Filmen, bei Musik usw. Manchmal setzen sie die Tränen zu ihrem eigenen Vorteil ein.

### Valeriana
Hysterische Depression bei überempfindlichen, reizbaren Personen mit wechselhafter Natur. Manchmal sind sie sehr zittrig und leiden an allen möglichen Krämpfen.

## Weinen

Die Neigung zu Weinen ist von Person zu Person unterschiedlich. Einige Menschen weinen schnell, bei allen möglichen Gelegenheiten, und andere können nur weinen, wenn sie alleine sind.
Menschen weinen aus den verschiedensten Gründen. Einige wei-

nen nur, wenn sie wirklich zutiefst deprimiert sind, während anderen die Tränen kommen, wenn sie glücklich, traurig oder wütend sind.

### Apis mellifica
Weinen bei gleichgültigen, apathischen Personen. Sie können an sehr starken stechenden Schmerzen leiden, die sie aufschreien lassen. Diese Menschen jammern und weinen.

### Ignatia
Weinen bei hysterischen Personen. Sie neigen immer zu übertriebenen Reaktionen. Nützlich bei Kummer.

### Natrium muriaticum
Weinen bei melancholischen Personen, die keinen Trost mögen. Sie wollen alleine sein, wenn sie weinen.

### Pulsatilla
Für ängstliche, weinerliche Personen, bei denen Trost den Zustand bessert. Sie möchten sich lieber im Freien aufhalten.

### Rhus toxicodendron
Für melancholische, lustlose Personen, die zu Rheuma neigen. Es geht ihnen immer besser, wenn sie ihren Körper lockern und sich bewegen.

### Sepia
Für gleichgültige Personen, die ziemlich reizbar und leicht beleidigt sind. Es geht ihnen immer besser, wenn man sie zu einer körperlichen Aktivität, die sie mögen, überreden kann.

# 10. Trauer und Verlust

Trauer ist etwas, das alle Menschen einmal im Leben erfahren. Das ist der Preis, den wir dafür zahlen müssen, daß wir Nähe, Freundschaften und Verwandte haben. Weil wir mit Menschen zusammen aufwachsen, die wir mögen und lieben, vermissen wir sie, wenn sie gegangen sind.

Bei den meisten Menschen können verschiedene Stadien der Traurigkeit beobachtet werden. Nach einem Verlust geht ein Mensch durch drei Phasen der Trauer:

1. *Schützende Betäubung und Schock.* Diese Phase dauert meist ein bis zwei Wochen und erlaubt dem Betroffenen, mit den Vorbereitungen des Begräbnisses und dem Begräbnis selbst fertig zu werden.

2. *Intensive Trauer und Distreß.* Die zweite Phase dauert meist sechs bis zwölf Wochen. Während dieser Phase werden Emotionen wie Wut, Schuld, beginnende Depression und Angst erfahren. Es besteht die Tendenz, Dinge in sich hineinzufressen und zu Anfällen von Wut und Reizbarkeit oder hysterischen Ausbrüchen.

3. *Anhaltende Depression.* Die letzte Phase dauert sechs bis zwölf Wochen. Darauf folgt die Lösung oder Genesung, die ein bis zwei Jahre in Anspruch nimmt. In dieser Zeit verblaßt der Schmerz, und die emotionalen Wunden beginnen zu heilen. All dies gehört zum normalen Trauervorgang.

Die untypische Trauer ist dagegen durch eine abnormale Länge der verschiedenen Phasen oder besonders intensive Reaktionen gekennzeichnet. So kommt es zu extremen Schuldgefühlen, tiefer Depression oder sogar zu Suizidgedanken.

> *Bei atypischer Trauer mit Suizidgedanken sollte sofort medizinische Hilfe aufgesucht werden.*

## Homöopathie und Trauer

Obwohl die Stadien der Trauer gut dokumentiert sind, ist die Erfahrung selbst für jeden Menschen anders. Während es Ähnlichkeiten im Verlauf der Emotionen gibt, ist die Art und Weise, in der ein Mensch reagiert, immer ganz persönlich. Da die Homöopathie zum Ziel hat, die individuelle Reaktion zu behandeln, ist sie eine ideale Methode, den Emotionen die Spitze zu nehmen. Wenn das richtige Mittel ausgewählt wurde, kann der Trauerprozeß mit weniger Schmerz und in kürzerer Zeit durchlaufen werden. Wenn also schnell gehandelt wird, besteht kaum die Möglichkeit, daß sich eine normale Trauer zur schwereren und gefährlichen Form der atypischen Trauer entwickelt.

Die folgenden Mittel helfen dabei:

*Acidum phosphoricum*

Trauer bei sanften, gleichgültigen Personen. Sie sind erschöpft und verwirrt in ihren Gedanken. Sie verzweifeln und können für lange Zeit erschöpft und depressiv sein.

*Arsenicum album*

Trauer mit ausgeprägter Unruhe. Die Betroffenen können nicht stillsitzen, brauchen beständig Trost und haben sehr viel Angst.

*Aurum metallicum*

Trauer mit übertriebenem Schuldgefühl, tiefer Depression und

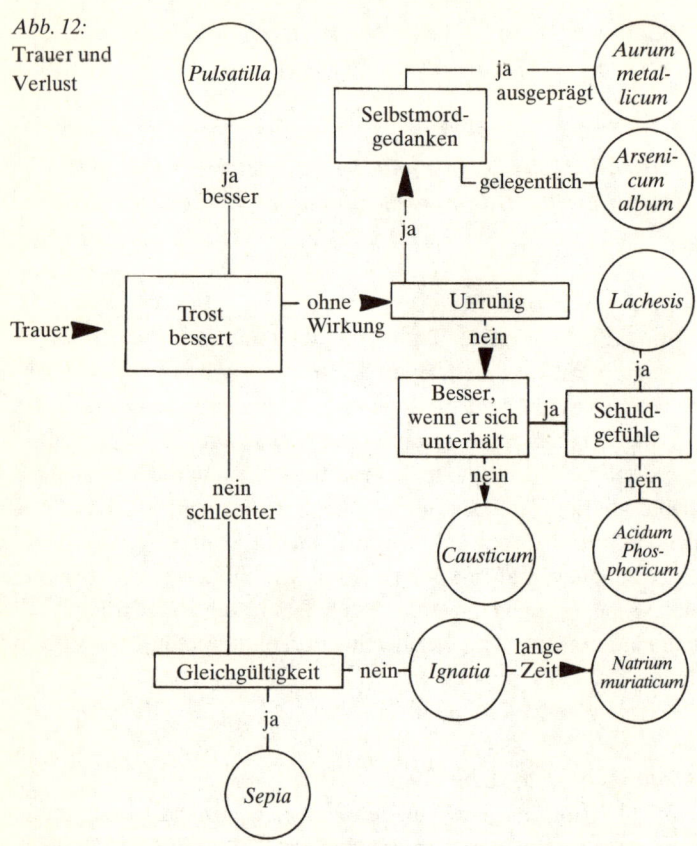

Abb. 12:
Trauer und
Verlust

möglicherweise Selbstmordgedanken. Diese Menschen sind extrem lärmempfindlich. Infolge der Trauer können sie krank werden.

## Causticum

Für Personen, die bei Trauer sehr mitfühlend sind und sich Sorgen um ihre Mitmenschen machen. Je mehr sie über ihre eigene Trauer nachdenken, desto schlechter geht es ihnen. Ablenkung bessert ihren Zustand. Sie können infolge von Trauer krank werden.

## Ignatia

Für Menschen, die bei Trauer wechselhaft sind und hysterische Anfälle bekommen. Sie leiden an starken Schuldgefühlen und Kopfschmerzen, als ob ihnen ein Nagel in den Kopf getrieben würde. Sie können infolge der Trauer krank werden. Wahrscheinlich das beste Mittel im Anfangsstadium der Trauer.

## Lachesis

Trauer bei geschwätzigen, aufgeregten Personen, die sich *aufgedunsen* fühlen. Sie können sehr eifersüchtig sein und beneiden andere, die keinen lieben Menschen verloren haben, oder sind sogar aus irgendeinem Grund auf den Verstorbenen eifersüchtig. Sie können durch Trauer krank werden.

## Natrium muriaticum

Trauer bei melancholischen, empfindlichen Personen. Trost verschlechtert ihren Zustand, deshalb ziehen sie sich nach einem Verlust zurück oder wirken unnahbar. Beides sind Mittel, um Trost aus dem Weg zu gehen. Dementsprechend entwickeln sich ausgeprägte Depressionen. Diese Menschen mögen im allgemeinen Salz und salzige Sachen.

## Pulsatilla

Trauer bei weinerlichen, ängstlichen und wechselhaften Personen, die sich am liebsten im Freien aufhalten. Sie brauchen Gesellschaft, jemand, mit dem sie sprechen können, und es geht ihnen besser, wenn sie getröstet werden.

## Sepia

Trauer bei melancholischen, gleichgültigen Personen. Sie sind sehr weinerlich, mögen kein Mitgefühl und wollen trotzdem Leute um sich herum haben – wenn auch nicht im gleichen Raum. Sie haben das Gefühl, vor allem davonlaufen zu wollen.

# 11. Wut und Reizbarkeit

Wut ist eine Emotion mit einer ausgeprägten physischen Komponente. Viele alte Redewendungen bringen das zum Ausdruck wie »vor Wut rot werden«, »blaß vor Zorn«, »das Blut kochen fühlen«, »die Galle läuft über« und »vor Wut platzen«, »verrückt« werden oder »rasen«. Interessanterweise unterscheiden sich diese Ausdrücke in ihrem Alter und ihrem Ursprung. Einige sind relativ neu und spiegeln die medizinischen Ansichten über Wut, die den Blutdruck steigen läßt und zum Schlaganfall führt, wider. Das rote, aufgedunsene Gesicht wird daher als Gefahrensignal gesehen, daß ein Blutgefäß platzen könnte.

Andere Ausdrücke reflektieren das Gefühl, daß das Blut sich aufheizt. Natürlich ändert sich die Temperatur des Blutes nicht. Solche Ausdrücke sind eher Analogien, die die Entstehung der Wut, mit der Schnelligkeit und Intensität von kochenden Flüssigkeiten beschreiben. Ähnlicherweise bedeutet »blind vor Wut« nicht, daß man tatsächlich die Sehkraft verliert, sondern vielmehr, daß der Wütende außer seiner Wut nichts sehen kann.

Ausdrücke, die die Galle betreffen, kommen aus dem Mittelalter, wo man glaubte, daß die Galle eine der vier Körperflüssigkeiten oder Vitalfluide sei. Man glaubte, daß Wut entstand, wenn die Flüssigkeit überhand genommen hat. Nicht nur das: Wenn die Wut unvermindert weiter fort bestand, kam es zu einer Erkrankung. Wir werden später sehen, daß die Unterdrückung von Wut einige Menschen tatsächlich krank macht.

Auch das Verhalten kann sehr ausgeprägt sein – es gibt Leute, die sich vor Wut schütteln, zittern, die Fäuste ballen, vor Wut kochen oder gefährlich ruhig werden.

Der Ausdruck von Wut kann unterschiedliche Grade haben, von leichter Reizbarkeit bis hin zu blinder Wut und Raserei. Es stimmt auch, daß einige Menschen auf eine Weise reagieren, die für sie charakteristisch ist. Einige sind nur leicht gereizt, während andere explosionsartig und ohne vorbereitende Zwischenstadien reagieren.

Im 4. Kapitel wird erklärt, daß einige Menschen eine reizbare Natur oder Konstitution haben. Es gehört nicht viel dazu, daß sie in Wut geraten. Nux Vomica-Typen sind z. B. reizbar und streitsüchtig und können einen Wutanfall bekommen, wenn ihnen widersprochen wird. Diese Ausbrüche sind Teil des angeborenen Bewältigungsmechanismus der Nux vomica-Konstitution.

Andere Typen fühlen, wie die Wut in ihnen aufsteigt, aber verfügen über den Mechanismus, »den Dampf abzulassen«.

Unglücklicherweise ähneln andere Menschen Wasserkochern mit kaputten Sicherheitsventilen. Manchmal arbeitet ihr Bewältigungsmechanismus, manchmal aber auch nicht, und es entsteht kontinuierlich so viel Druck, bis ein kritischer Moment erreicht ist. Ein ganz unangemessen wirkendes Verhalten kann die Folge sein, wenn z. B. ein normalerweise ruhiger Mensch an die Decke geht oder gewalttätig wird. Andererseits unterdrücken psychische Abwehrmechanismen (siehe 5. Kap.) die Emotion, und daraus kann sich später eine Krankheit entwickeln.

## Bewältigung

Es gibt viele, bewährte Möglichkeiten, mit Wut fertigzuwerden. Empfehlungen wie: »Halt den Atem an und zähle bis zehn« oder »Geh nach Hause und schlag auf ein Kissen ein«. Einige finden, daß es ihnen besser geht, wenn sie 100 Golfbälle geschlagen haben, andere, wenn sie ihre Wut herausbrüllen konnten, und wieder andere, wenn sie ein paar Teller zerschlagen haben.

Die Menschen, die am dringendsten einen Bewältigungsmechanismus brauchen, sind meiner Meinung nach alle, die ihre Wut in sich hineinfressen und krank werden. Sie tun das deshalb, weil sie Angst haben, sich gehenzulassen, denn sie wissen, daß sie ein heftiges Temperament haben. Sie scheinen niemanden zu verletzen, wenn sie ihre Probleme nach innen verlegen, bringen sich aber selbst in Gefahr, herzkrank zu werden, Darmbeschwerden oder sogar Krebs zu bekommen.

Ich empfehle hier keine spezielle Technik für diese Menschen, denn ich glaube, daß jede Technik ganz genau zu der betreffenden Person passen muß. Menschen, die sich nicht gut ausdrücken können, fühlen sich wahrscheinlich nicht besser, wenn sie jemanden beschimpfen, aber es geht ihnen sicher besser, wenn sie sich körperlich abreagieren, indem sie die Trommel schlagen, den Garten umgraben oder Holz hacken. Es ist auch hier wieder wichtig, sich selbst zu erkennen.

## Reizbarkeit

Die folgenden Mittel sind hilfreich bei Überempfindlichkeit, Reizbarkeit wegen Kleinigkeiten und der Abneigung gegen Widerspruch.

*Acidum nitricum*
Reizbarkeit bei zappeligen Personen. Sie können rachsüchtig sein, wenn man ihre Pläne durchkreuzt, und überempfindlich gegen alles. Meist sind sie sehr störrisch und neigen zu Geschwüren und Blasen. Alle Schmerzen werden als stechend wie von Splittern empfunden.

*Anacardium orientale*
Extreme Überempfindlichkeit bei Leuten mit schlechtem Gedächtnis. Sie können beleidigend und boshaft werden und leiden oft an eigenartigen Fixationen.

*Arsenicum album*
Unruhe und Reizbarkeit bei umständlichen, pingeligen Personen.

*Aurum metallicum*
Reizbarkeit bei Menschen, die zu plötzlichen Depressionen neigen, verbunden mit Minderwertigkeitsgefühl. Sie neigen zu einer ausgeprägten Überempfindlichkeit.

*Belladonna*
Reizbarkeit durch Ausbruch einer plötzlichen Erkrankung, die mit rotem Gesicht und heftigem Puls verbunden ist.

*Bryonia*
Extreme Reizbarkeit, besonders wenn »alles falsch« ist. Alles wird durch Bewegung verschlechtert.

*Capsicum*
Eine »gepfefferte« Persönlichkeit, die nicht weit weg von zu Hause gehen mag und die Einsamkeit liebt. Ein gutes Mittel gegen Heimweh.

*Chamomilla*
Reizbarkeit bei Kindern und alten Menschen. Sie jammern, sind überempfindlich, ungeduldig und bissig.

*China officinalis*
Für reizbare und mürrische Personen, die nicht glücklich sind, auch wenn sie ihren eigenen Weg gehen. Sie haben einen wechselnden Appetit und neigen zu krampfartigen Schmerzen.

*Colocynthis*
Reizbarkeit und extreme Unverträglichkeit von Widerspruch. Die Betroffenen sind wegen persönlicher Beleidigungen gekränkt.

### Hepar sulfuris
Reizbarkeit bei melancholischen Personen, denen es bei feuchtem Wetter besser geht. Sie neigen zu Gewalttätigkeit, wenn sie geärgert werden.

### Ignatia
Reizbarkeit bei wechselhaften und hysterischen Personen.

### Lachesis
Reizbarkeit bei geschwätzigen, eifersüchtigen und melancholischen Personen, die zu Aufgedunsenheit neigen. Besonders Frauen vor der Periode (siehe 16. Kapitel) können wie »Dr. Jekyll und Mr. Hyde« reagieren. Sie sagen mit Absicht etwas Verletzendes.

### Lycopodium
Reizbarkeit bei besorgten und oft beruflich gut ausgeglichenen Personen. Sie leiden an Erwartungsangst und mögen keine Kritik.

### Natrium muriaticum
Reizbarkeit bei melancholischen Personen, die keinen Trost wollen. Sie können sich wegen Kleinigkeiten aufregen.

### Nux vomica
Reizbarkeit bei überempfindlichen, »hitzigen« Personen. Sie suchen immer die Schuld beim anderen und sehen ihre eigenen Fehler nicht. Sie sind von Stimulantien abhängig.

### Phosphorus
Reizbarkeit und Unverträglichkeit von Kritik bei künstlerischen, kreativen Personen, die hellseherische Fähigkeiten besitzen. Sie neigen zu Blutungen.

### Platinum

Reizbarkeit bei extrem arroganten Personen. Körperliche Symptome verschwinden, wenn geistige Symptome auftauchen. Sie zittern häufig. Bei diesen Menschen muß alles in Eile geschehen.

### Pulsatilla

Für reizbare und mürrische Personen, die weinerlich und wechselhaft sind und denen es im Freien immer besser geht.

### Sepia

Reizbarkeit bei gleichgültigen, melancholischen Personen. Wenn man sie dazu bringt, sich zu bewegen, z. B. zu tanzen, erwachen sie zu neuem Leben.

### Staphisagria

Für reizbare und mürrische Leute, die keine Kritik vertragen. Wenn sie wütend sind, werden sie impulsiv und aggressiv. Andererseits neigen sie dazu, etwas in sich hineinzufressen.

### Thuja occidentalis

Reizbarkeit bei Menschen, die zu fixen Ideen neigen (siehe 8. Kapitel). Sie sind ziemlich weinerlich und neigen zu Warzen. Sie lieben Tee, den sie aber nicht vertragen.

## Wut und Zorn

Obwohl alle der vorhergehenden Mittel bei Reizbarkeit und auch bei Wut nützlich sind, helfen die folgenden besonders bei starken Wutanfällen.

### Aconitum

Bei akutem Aufflammen von Wut nach einem Unfall oder Schock.

*Belladonna*
Bei plötzlichen Ausbrüchen, buchstäblich wie bei einem Vulkan. Verbunden mit Erröten und dem Gefühl aufsteigender Hitze.

*Chamomilla*
Plötzliche Ausbrüche bei Kindern und alten Leuten. Sie sind bissig und überempfindlich.

*Hepar sulfuris*
Plötzliches gewalttätiges Benehmen, sogar mit dem Verlangen, jemanden zum Krüppel zu schlagen oder zu ermorden. Für reizbare Personen, die sich bei feuchtem Wetter besser fühlen. Sie neigen zu verbalen Beleidigungen.

*Ignatia*
Bei plötzlichen hysterischen Wutausbrüchen von wechselhaften, reizbaren und hysterischen Personen.

*Nux vomica*
Plötzliche Wutausbrüche bei sehr reizbaren Personen, die Stimulantien benutzen. Sie können gehässig sein und hassen es, wenn man ihnen widerspricht.

*Sepia*
Bei unerwarteter Wut, als ob plötzlich etwas klicken würde. Meist bei gleichgültigen, melancholischen Personen. Bei Frauen besonders vor der Periode oder in der Menopause.

*Staphisagria*
Plötzliche gewalttätige Ausbrüche bei Personen, die wütend werden, die Wut aber in sich hineinfressen.

*Sulfur*
Wut und Aggression bei dominanten Personen, die nie gepflegt

aussehen. Sie können vom Typ des »zerlumpten Philosophen« sein, den jede Ungerechtigkeit wütend macht.

# Erkrankungen infolge von Zorn

Wie schon erwähnt, wurde schon häufig in der Vergangenheit beobachtet, daß anhaltende oder unterdrückte Wut zu den unterschiedlichsten Erkrankungen führen kann. Für die häufigsten sind hier die Mittel angegeben.

*Acidum phosphoricum*
Allgemeine Schwäche, Erschöpfung, Augenprobleme und Nasenbluten von meist sanften Personen, die ihren Ärger unterdrücken.

*Apis*
Haut- oder Mundprobleme, verbunden mit Aufgedunsenheit, Schwellungen und stechenden Schmerzen nach Wut.

*Bryonia*
Rheumatische Probleme, die sich durch Bewegung verschlimmern. Wut bei reizbaren Personen.

*Chamomilla*
Durchfall, Schlaflosigkeit, starke Schmerzen, Zahnschmerzen, Ohrenschmerzen und Empfindungsstörungen bei reizbaren Personen. Sie reagieren zum einen mit Ärger auf ihre Erkrankung und können andererseits durch Ärger krank werden.

*Colocynthis*
Kolikartige Bauchschmerzen, Neuralgien, Ischias durch Ärger oder wenn Ärger heruntergeschluckt wird. Meist tauchen linksseitige körperliche Probleme auf.

### Gelsemium

Schwindel, Zittern und Lähmung nach Ärger. Meist bei ruhigen Personen, die am liebsten alleine sind.

### Ignatia

Schluckbeschwerden nach unterdrücktem Ärger. Den Betroffenen fällt es besonders in der Öffentlichkeit schwer, etwas herunterzuschlucken, was zu einer sozialen Phobie führen kann.

### Lycopodium

Magen- und Verdauungsprobleme nach unterdrückter Wut. Betroffen sind meist Personen mit guter beruflicher Qualifikation, die nicht gern in der Öffentlichkeit auftreten wollen.

### Nux vomica

Leber- und Verdauungsprobleme bei sehr reizbaren Personen, die gutes Essen und Wein lieben. Sie gebrauchen Stimulantien, sind sehr empfindlich und neigen zu Hernien.

### Stramonium

Haut- und Halsbeschwerden bei Personen, die ihre Wutausbrüche unterdrücken.

### Staphisagria

Kopfschmerzen, Warzen, Polypen und Blasenprobleme bei ungeduldigen Personen, die ihren Ärger herunterschlucken, weil sie ihr heftiges Temperament kennen.

# 12. Liebe, Haß und Eifersucht

Man sagt, daß die Liebe die Welt erst rund macht. Ebenso sagt man, daß der Haß sie am Drehen hält. Die Kräfte dieser Gefühle sind seit Anbeginn der Zeit bekannt.

Wahrscheinlich ist die Liebe das unergründlichste Gefühl von allen Emotionen. Die alten Griechen waren Meister darin, Gefühle und Empfindungen als Götter zu personifizieren und schufen die Göttin Aphrodite als Ausdruck der Liebesessenz.

Der Name Aphrodite (Venus bei den Römern) ist wahrscheinlich orientalischen Ursprungs und kommt vermutlich von der älteren, assyrisch-babylonischen Göttin Isthar, einer sinnlichen, kriegerischen Gottheit und der syro-phönizischen Göttin Astarte, der Patronin der Orgien. Die Verbreitung dieser verschiedenen Kulte und ihre Verschmelzung miteinander war in jenen Zeiten unvermeidlich, denn die verschiedenen Völker trieben miteinander Handel, sie bekämpften und besiegten sich.

Und so wurde Aphrodite in der ganzen Ägäis verehrt. Aber wie wir auch heute verschiedene Formen der Liebe kennen, war Aphrodite in bestimmten Gebieten unter verschiedenen Namen bekannt, die dem Charakter der Liebe entsprachen und die sie repräsentierte. Aphrodite Urania war die himmlische Aphrodite, die Göttin der reinen oder idealen Liebe. Aphrodite genetrix oder nymphia die Schützerin in der Ehe, Aphrodite porne die Göttin der Lust und der Prostituierten. Aphrodite anosia (die Gottlose) war schließlich die Göttin der ungetreuen Liebenden. Sie war die Herrin des liebenswürdigen Gelächters, des süßen Betrugs, des Reizes und der Freuden der Liebe.

Aphrodite wurde nicht nur verehrt, sie hatte auch ein Gefolge von anderen Gottheiten, die sie liebten, ihr folgten oder eine wichtige Rolle in ihrem Leben spielten. Zu ihnen gehörte Eros (Cupido oder Amor bei den Römern), eine Gottheit mit wunderschönen Flügeln, der von seinem goldenen Bogen Pfeile auf ahnungslose Menschen abschoß, die dann so in plötzliche Liebe und Leidenschaft verfielen, als ob der verwundete Mensch mitten ins Herz getroffen worden wäre.

Eine andere Göttin war Psyche (die Seele). Der Legende nach war sie ein Mädchen von solcher Schönheit, daß Aphrodite ganz eifersüchtig wurde. Um den Sterblichen eine Lektion zu erteilen, sandte sie Eros aus, um sie zu bestrafen. Aber Eros verliebte sich in sie und besuchte sie jede Nacht, so lange, bis ihre zwei Schwestern seine Identität entdeckten. Eros verließ Psyche daraufhin, die beim Versuch, ihren verlorenen Liebhaber wiederzubekommen, stark litt. Aphrodites Eifersucht wurde zum tiefen, bitteren Haß.

Dieser kleine Ausflug in das Reich der griechischen Mythologie zeigt, daß es viele verschiedene Arten der Liebe gibt und daß Stolz, Eifersucht und Verbitterung auf irgendeine Weise in die Dynamik der Beziehungen verwickelt sind. Daraus kann Haß, das Gegenteil der Liebe, entstehen. Zweifellos ist gerade der Haß eine der härtesten Emotionen, mit der man leben kann.

## Liebeskummer

Diesen Begriff verwende ich für einen Zustand, der aus einer unerwiderten oder unglücklichen Liebe entsteht. Das kann dazu führen, daß jemand kein Interesse mehr am Leben hat, bis hin zum sprichwörtlich gebrochenen Herzen, zu Asthma aufgrund von Streß, zu psychosomatischen Beschwerden des Darmes oder sogar bis zur Entwicklung einer degenerativen Erkrankung.

Zerbrochene Beziehungen, Ehescheidungen, familiäre Streitigkeiten können zu Problemen führen, die über das anfängliche Trauma hinausgehen. Die folgenden Mittel können dabei helfen:

*Acidum phosphoricum*
Bei Liebeskummer, der durch unglückliche oder unerwiderte Liebe bei sanften Personen ausgelöst wurde. Die Betroffenen werden ganz lustlos und apathisch. Sie verlieren das Interesse an allem und finden es schwer, etwas festzuhalten. Sie können in Verzweiflung verfallen.

*Aurum metallicum*
Starke Depressionen und möglicherweise auch Suizidgedanken bei meist melancholischen Personen.

*Calcium phosphoricum*
Bei Unruhe, Hautproblemen, Schwindel, Migräne und rheumatischen Beschwerden nach unerwiderter Liebe. Diesen Menschen geht es schlechter, je länger sie über ihre Probleme nachdenken, und besser, wenn sie allein sind. Dennoch sind sie ruhelos und gehen hin und her.

*Causticum*
Bei Krankheit und Beschwerden nach einer unglücklichen oder unerwiderten Liebe bei überempfindlichen Personen, die immer Mitleid mit anderen haben. Sie haben sogar Mitleid mit ihrem Gegenspieler in Beziehungen oder bei einem Familienstreit. Sie neigen zu Blasenbeschwerden, Schlaflosigkeit und Warzen.

*Cimicifuga*
Bei Depressionen und dem Gefühl, daß sich nach einer unglücklichen Liebe eine drohende, dunkle Wolke auf die Betroffenen herabgesenkt hat. Sie können schmerzhafte Beschwerden bekommen, die sich wie elektrische Schläge anfühlen. Frauen entwickeln häufig gynäkologische Beschwerden.

## Coffea

Bei Schlaflosigkeit und einem Kopfschmerz, der wie von einem
Nagel im Schädel erzeugt wird. Bei Kopfbrummen nach unglücklicher oder unerwiderter Liebe. Die meisten Probleme entstehen
dadurch, daß der Betroffene sie nicht aus dem Kopf bekommt.

## Hyoscyanus

Bei starker Unruhe, die sich nach einer unglücklichen Liebe zu
Anfällen steigern kann. Der Betroffene kann eifersüchtig, mißtrauisch und wütend werden. Diese Menschen wollen etwas zerbrechen oder zerreißen – z. B. Liebesbriefe.

## Ignatia

Bei hysterischen Reaktionen aufgrund einer unglücklichen Liebe.
Diese Typen können sehr emotional und sehr wechselhaft werden.
Schluckschwierigkeiten treten nach einem solchen Problem auf.

## Lachesis

Bei Wut- und Eifersuchtsanfällen nach einer unglücklichen Liebe.
Betroffen sind geschwätzige Personen, die dazu neigen, aufgedunsen zu sein. Beim prämenstruellen Syndrom (siehe spezielles Kapitel).

## Natrium muriaticum

Bei der Entwicklung von Krankheiten wie Migräne und Zickzacksehen, Depressionen, Herzklopfen und Hautproblemen nach einer unglücklichen Liebe bei melancholischen Personen, denen es
durch Trost schlechter geht. Sie verlangen nach Salzigem.

## Nux vomica

Bei Magen- und Verdauungsproblemen nach einer unglücklichen
Liebe bei feurigen, ehrgeizigen Personen, die dazu neigen, Stimulantien zu verwenden. Sie ertragen keinen Widerspruch.

## *Sepia*

Beim Verlust des Interesses an allen Personen und Dingen. Bei Leuten, denen meist alles gleichgültig ist. Sie lieben Gewitter und scheinen zum Leben zu erwachen, wenn sie sich körperlich bewegen, z. B. tanzen.

## *Staphisagria*

Bei unglücklicher Liebe mit gewalttätigen Ausbrüchen bei besonders empfindlichen Personen. Stolz ist ein charakteristisches Merkmal. Diese Menschen können beleidigt sein, wenn sie sich persönlich gekränkt fühlen.

# Haß

Wie ich schon gesagt habe, ist Haß eine der stärksten Emotionen. Während die Liebe mit dem Herzen assoziiert wird, wird der Haß mit der Seele in Verbindung gebracht. Wenn er lange genug andauert, kann er buchstäblich die Seele auffressen. Alle positiven Emotionen werden durch das unablässig brennende Feuer des Hasses verbrannt.

Es würde den Rahmen dieses Buches sprengen, darauf einzugehen, wodurch Haß entstehen kann. Da er aber eine sehr starke Emotion ist, begegnet man seiner Wirkung auf den Menschen am besten mit dem passenden homöopathischen Mittel. Die Homöopathie wirkt auf die Schwere des Hasses selbst ein oder auf die Entwicklung von Beschwerden, wenn das Gefühlsleben von Haß beherrscht wird.

## *Acidum nitricum*

Haß bei zappeligen Personen. Sie sind boshaft und unversöhnlich, obwohl sich die Person, die sie hassen, bei ihnen entschuldigt hat.

## Anarcadium orientale

Haß bei leicht beleidigten, hypochondrischen Personen. Sie werden sehr rachsüchtig und boshaft, wenn sie hassen. Sie entwickeln häufig fixe Ideen, und ihre Ausdruckweise ist hart und beleidigend.

## Aurum metallicum

Für melancholische Personen mit Selbstmordgedanken. Ihr Haß scheint fein eingestellt zu sein, denn sie können Menschen, von denen sie glauben, beleidigt worden zu sein, hassen und verabscheuen. Meist steht ihr Haß in keinem Verhältnis zum Anlaß.

## Calcium carbonicum

Haß bei langsamen, melancholischen und leicht erschöpften Personen, die zu allen möglichen Stauungsbeschwerden neigen. Sie sind voller Ängste. Sie beginnen Menschen zu hassen, die ihnen etwas wegnehmen oder die im Vergleich zu ihnen strahlend wirken.

## Cuprum metallicum

Haß bei Menschen mit fixen Ideen. Diese Menschen können sehr boshaft sein. Wenn sie eine alte Rechnung begleichen können, dann tun sie es. Sie neigen zu Krämpfen und Spasmen und haben einen metallischen Geschmack im Mund.

## Lachesis

Haß bei geschwätzigen Personen, die dazu neigen, aufgedunsen zu sein. Sie können sehr wütend werden und versuchen das Ziel ihres Hasses mit Worten zu verletzen.

## Natrium muriaticum

Haß bei melancholischen Personen, die leicht beleidigt sind und oft jahrelangen Groll hegen können. Trost verschlimmert ihre Emotion, sie verlangen nach Salzigem.

*Phosphorus*
Haß bei kreativen, künstlerischen Personen, die sehr sensibel sind.
Sie können grollen und aufflammen wie ein Zündholz.

*Rhus toxicodendron*
Haß bei unruhigen, rheumatischen Personen. Ihre rheumatischen
Schmerzen können nach einem Haßausbruch entstehen oder sich
verschlimmern.

*Sulfur*
Haß auf Institutionen und Ungerechtigkeiten beim Typ des zerlumpten Philosophen. Diesen Typen fällt es schwer, sich nicht hinzulümmeln, anzulehnen oder herumzuzappeln. Sie sind gute Vor-
kämpfer für eine Sache, wenn sie ihre Gefühle kanalisieren und
ihre natürliche Neigung zur Trägheit überwinden können.

## Eifersucht

Das grünäugige Gespenst der Eifersucht hat Regierungen ge-
stürzt, Königreiche verloren und durch die Geschichte der
Menschheit hindurch zu Elend geführt. Wer von ihr befallen ist,
kann große oder geringere Bosheiten tun. Die Eifersucht ist eine
vollkommen negative Emotion, die den Betroffenen selbst und andere Menschen verletzen kann. Sie ist sehr schwer zu definieren.
Zwei der bekanntesten Aussagen sind:

> *»Angst, etwas, das man besitzt, auch zu behalten«*
> von Descartes.

und

> *»Eine Mischung aus Liebe und Haß«* von Spinoza

Bei Eifersucht können die folgenden Mittel helfen:

### Apis mellifica

Für apathische und gleichgültige Personen. Sie haben das Gefühl, als ob sie sterben würden, und sind eifersüchtig auf ihre Umgebung. Sie sind sehr mißtrauisch gegenüber ihren Verwandten oder Partnern. Sie sind zappelig und haben starke Schmerzzustände.

### Arsenicum album

Für umständliche, ordentliche und unruhige Personen. Sie sind eifersüchtig auf Menschen, die ordentlichere oder schönere Sachen als sie selbst besitzen.

### Calcium carbonicum

Für langsame, melancholische Personen, die zu Stauungen neigen. Sie mögen keine geistigen und körperlichen Anstrengungen und sind daher nicht ehrgeizig. Sie sind aber auf Freunde und Nachbarn eifersüchtig, die anscheinend alles haben.

### Hyoscyamus

Für geschwätzige, mißtrauische Leute, die unbescheiden sind, mit dem Drang, sich zu entblößen. Sie sind sehr eifersüchtig auf andere Menschen und machen sich durch ihr schlechtes Benehmen selbst zum Narren. Sie können in unangemessenes Gelächter ausbrechen. Da sie Angst haben, vergiftet zu werden, sind sie mißtrauisch gegenüber Speisen, Medikamenten und Getränken.

### Ignatia

Für wechselhafte, impulsive Personen. Nach Trauer oder Verlust können sie Anfälle von Eifersucht bekommen und hysterische Reaktionen zeigen.

### Lachesis

Für geschwätzige, mißtrauische Personen, die dazu neigen, aufgedunsen zu sein. Sie sind Nachteulen und arbeiten am besten spät

*Abb. 13:* Eifersucht

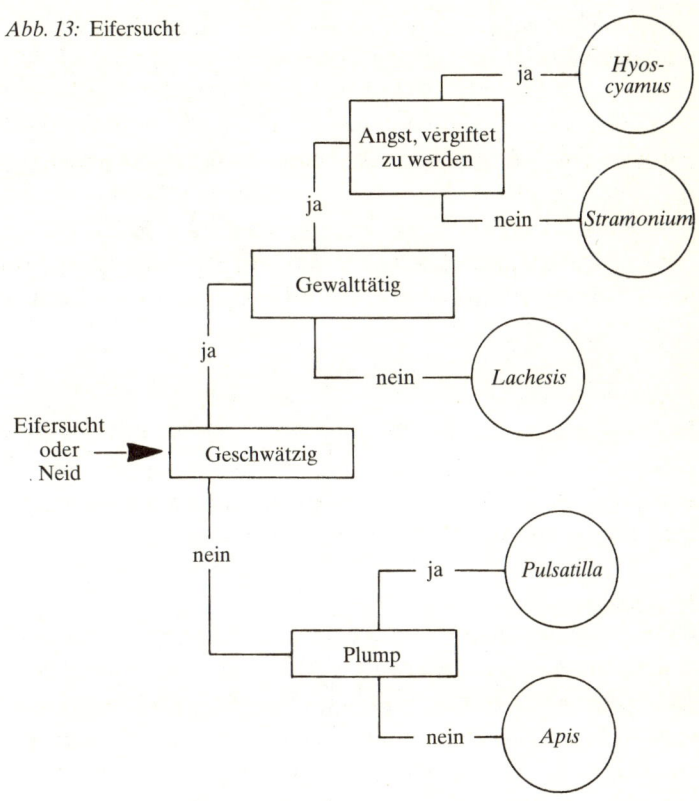

in der Nacht. Am frühen Morgen geht es ihnen nicht gut. Sie können ziemlich unbeholfen sein und haben Temperamentsausbrüche. Die Eifersucht zeigt sich in Form von verbalen Bosheiten und ist bei Frauen besonders stark vor der Periode und im Klimakterium.

## Lycopodium

Für sorgenvolle, sehr angespannte Personen, die Erwartungsangst haben. Sie beneiden andere Menschen, die jede Situation meistern

können, während sie sich schon Tage zuvor abquälen. Sie sind eifersüchtig, wenn ihre Kollegen beliebt sind.

## Nux vomica

Für feurige, reizbare Personen, die Stimulantien gebrauchen. Sie
stehen ständig unter Druck und sind ehrgeizig. Eifersucht führt zu
Anfällen von Gereiztheit. Sie sind eifersüchtig auf ihre Kollegen,
Partner oder andere Leute. Sie glauben, daß das Gras auf der anderen Seite des Zaunes immer grüner wird. Sie machen sich selbst
krank und entwickeln Verdauungsbeschwerden.

## Pulsatilla

Für ängstliche, weinerliche Personen, denen es im Freien besser
geht. Sie neigen zu wechselhaften Stimmungen und können schnell
sehr eifersüchtig werden. Eher neigen sie jedoch dazu, ihre Eifersucht zu unterdrücken.

## Staphisagria

Für sehr überempfindliche und schnell beleidigte Personen. Ihre
Auffassung von Stolz macht sie anfällig für Eifersucht. Ihre Reaktionen reichen von vollkommener Apathie bis zu heftigen Temperamentsausbrüchen. Sie sind lieber alleine als in Gesellschaft. Sie
haben sexuelle Fixationen.

## Stramonium

Für »intensive«, geschwätzige Personen. Sie neigen dazu, sehr
schnell die Stimmung zu wechseln. Ihre Eifersucht kann, ebenso
wie ihre Reaktionen, aus dem Zusammenhang geraten. Sie werden
sehr aggressiv und gewalttätig.

# 13. Erschöpfung und Chronische Müdigkeit

Erschöpfung und Chronische Müdigkeit hat man schon immer in der Medizin gekannt. In den letzten Jahren trat jedoch ein Zustand auf, der durch eine extreme körperliche und seelische Müdigkeit ohne gleichzeitige organische Störung charakterisiert ist.

In den fünfziger Jahren kam es zu einem mysteriösen Ausbruch derartiger Erkrankungen am Royal Free Hospital in London. Das betroffene Personal litt an extremer Trägheit, die Muskulatur ermüdete schnell, und es traten Konzentrationsstörungen auf. Man nannte diese Störung die Royal Free Krankheit.

In den folgenden Jahren wurde derselbe Symptomenkomplex unter folgenden Bezeichnungen beschrieben:

- Royal Free Krankheit
- Neuromyasthenie
- Grönland Krankheit
- Postvirales Syndrom
- Yuppie Flu
- Chronische Monoucleose (chronisches Drüsenfieber)
- Leistungssyndrom
- Myalgische Encephalomyelitis
- Chronic Fatigue Syndrom (chronisches Müdigkeitssyndrom)

Bei vielen dieser Begriffe besteht das Problem darin, daß sie einen besonderen pathologischen Prozeß oder eine bestimmte Ursache bezeichnen. Das Postvirale Syndrom bezeichnet z. B. einen Zustand, der nach einem akuten Virusinfekt entsteht. Am häufigsten wurde eine Grippe oder grippeähnliche Erkrankung vermutet.

Am zweithäuftigsten ist der Eppstein-Barr Virus, der zur infektiösen Mononucleose oder zum Drüsenfieber führt.

Die neuere Bezeichnung der myalgischen Encephalomyelitis suggeriert andererseits, daß eine besondere Störung besteht, die die Muskulatur (Myalgie bedeutet Muskelschmerz), das Gehirn und das Nervensystem betrifft. Encephalos bedeutet Gehirn und Myelitis eine Entzündung der Nerven und des Rückenmarks. Das Problem dabei ist, daß mit diesem Begriff nur der äußere Anschein beschrieben wird, aber keine Laboruntersuchung bestätigt, daß diese Störung auch tatsächlich zutrifft.

Die gebräuchlichste Bezeichnung ist »Chronic Fatigue Syndrom«. Sie wird deshalb verwendet, weil sie die Hauptbeschwerden, nämlich die Müdigkeit, beschreibt. Gleichzeitig beinhaltet sie keinerlei körperliche Erkrankung. Dieser Begriff wurde schnell von der Schulmedizin akzeptiert. Dennoch wird er kritisiert, weil man daraus schließen könnte, daß hauptsächlich eine psychische Ursache für die Symptome besteht.

Entscheidend ist hierbei, daß es sich lediglich um eine Bezeichnung handelt. Es ist, als ob man eine Depression als isoliertes Geschehen oder die rheumatoide Arthritis als einen isolierten, körperlichen Vorgang diagnostizieren würde.

Die folgenden Beschwerden fallen unter den Begriff des Chronischen Müdigkeitssyndroms:

- Myalgische Encephalomyelitis
- Postvirales Syndrom
- Intestinaler Candidabefall
- Hypoglykämie
- Depression
- Nahrungsmittelallergien

**Myalgische Encephalomyelitis:** Sie beginnt meist mit einer Halsentzündung und einer grippeartigen Erkrankung mit vergrößerten

Drüsen. Es kann zu Diarrhoe, Erbrechen, Schwindel und Herzklopfen kommen. Die Genesung schreitet nur langsam voran, und
es kommt zu extremer Müdigkeit und Muskelschwäche. Weiterhin
treten Gedächtnis- und Konzentrationsstörungen, Gefühls- und
Schlafstörungen sowie Beeinträchtigungen des Wohlbefindens
auf. Bekannt sind auch noch folgende Symptome: kalte Gliedma-
ßen, wiederkehrende Fieber, Herzklopfen, farbige Träume und
häufiges Wasserlassen.

**Postvirales Syndrom:** Es wurde schon vor vielen Jahren in der medizinischen Literatur beschrieben. Sir William Osler, der Doyen
der Ärzte im frühen 20. Jahrhundert, verordnete Strychnin nach
einer Grippe. Das postvirale Syndrom scheint eine mildere und
kürzere Form der Myalgischen Enzephalitis zu sein.

**Intestinaler Candidabefall:** Der Pilzorganismus Candida albicans,
der die normalen Schutzbakterien im Darm verdrängt, kann zum
Chronischen Müdigkeitssyndrom führen. Man denkt an einen Be-
fall des Darmes, wenn die Vagina oder die Mundschleimhaut häufig von Pilzen befallen sind, außerdem bei aufgetriebenem Bauch
und gelegentlicher Diarrhoe bei Personen, die wiederholt Steroide
einnehmen mußten. Möglicherweise kann auch eine längere
Aknebehandlung mit Antibiotika oder eine mehrjährige Einnahme der Antibabypille zum Pilzbefall geführt haben.

> *Es ist unbedingt nötig, einen Arzt aufzusuchen, wenn es zu*
> *Veränderungen der Darmgewohnheiten kommt.*

**Hypoglykämie:** Ein niedriger Blutzuckerspiegel nach einer Mahl-
zeit kann infolge einer »reaktiven Hypoglykämie« entstehen. Sie
kann zusammen mit Darmcandida auftreten. Kennzeichen dafür

sind Stimmungsschwankungen um die Essenszeit herum, das prämenstruelle Syndrom, Verlangen nach Süßem und Freßanfälle.

**Depression:** Sie kann zu einer völligen Erschöpfung führen. Bei
Suizidgefahr muß medizinische Hilfe aufgesucht werden.

**Nahrungsmittelallergien:** Sie kommen im Zusammenhang mit
Candida vor. Personen, die Asthma oder Ekzeme in der Vorge-
schichte haben, neigen zu Allergien.

Dazu kommen noch andere, aber ernstere Erkrankungen wie
chronische Erkrankung der Atemwege, des Herzens und des Darmes, sowie degenerative neurologische und bösartige Erkrankungen.

> *Es ist unbedingt wichtig, daß genaue Untersuchungen vor-*
> *genommen werden müssen, um mögliche ernsthafte Er-*
> *krankungen auszuschließen.*

## Die Frage der Bewegung

Es gibt einige Diskussionen darüber, wie man am besten die Müdigkeit überwindet. Einige behaupten, daß absolute Ruhe unbedingt nötig sei, während andere die Meinung vertreten, daß die
Müdigkeit nur »im Kopf« bestehen würde, und es somit keinen
vernünftigen Grund gäbe, sich auszuruhen oder nicht zu bewegen.
Wieder andere meinen, daß allmählich gesteigerte Übungen das
Mittel der Wahl seien. Das Problem mit diesen Anweisungen ist,
daß alle Menschen so behandelt werden, als würden sie genau
gleich reagieren. Dies ist leider nicht der Fall.
Es gibt einige Menschen, denen harte Übungen guttun und einige,
denen es besser geht, wenn sie keine Übungen machen. Das ist

eines der grundlegenden Prinzipien der Homöopathie: Das Individuum als Individuum behandeln und die Therapie dem Patienten anpassen. Beachten Sie die folgende Prinzipien:

**Körperübungen bessern:**

| | |
|---|---|
| *Ignatia* | *Rhus toxicodendron* |
| *Natrium muriaticum* | *Sepia* |

**Körperübungen verschlechtern:**

| | |
|---|---|
| *Acidum phosphoricum* | *Gelsemium* |
| *Acidum picrinicum* | *Graphites* |
| *Aconitum* | *Jodum* |
| *Alumina* | *Kalium phosphoricum* |
| *Arnica* | *Lycopodium* |
| *Arsenicum album* | *Mercurius solubilis* |
| *Bryonia* | *Natrium carbonicum* |
| *Calcium carbonicum* | *Natrium muriaticum (hat beides)* |
| *China officinalis* | *Zincum metallicum* |

Wie Sie sehen, geht es den meisten Typen bei Müdigkeit schlechter, wenn sie sich anstrengen. Meiner Meinung nach bedeutet das, daß man sich nicht zu viel und zu früh anstrengen sollte. Langsam gesteigerte Körperübungen scheinen den meisten Menschen am besten zu tun. Die Steigerung sollte jedoch unter professioneller Anleitung vorgenommen werden. Es gibt relativ wenige Menschen, denen es mit der Empfehlung »Geh hinaus und sei aktiv« gutgeht.

# Die homöopathische Behandlung der Chronischen Müdigkeit

In der Homöopathie ist der Name der Krankheit nicht so wichtig wie die Reaktion der Person auf ein besonderes Problem. Wie wir schon bei der Depression gesehen haben, gibt es viele Mittel, die

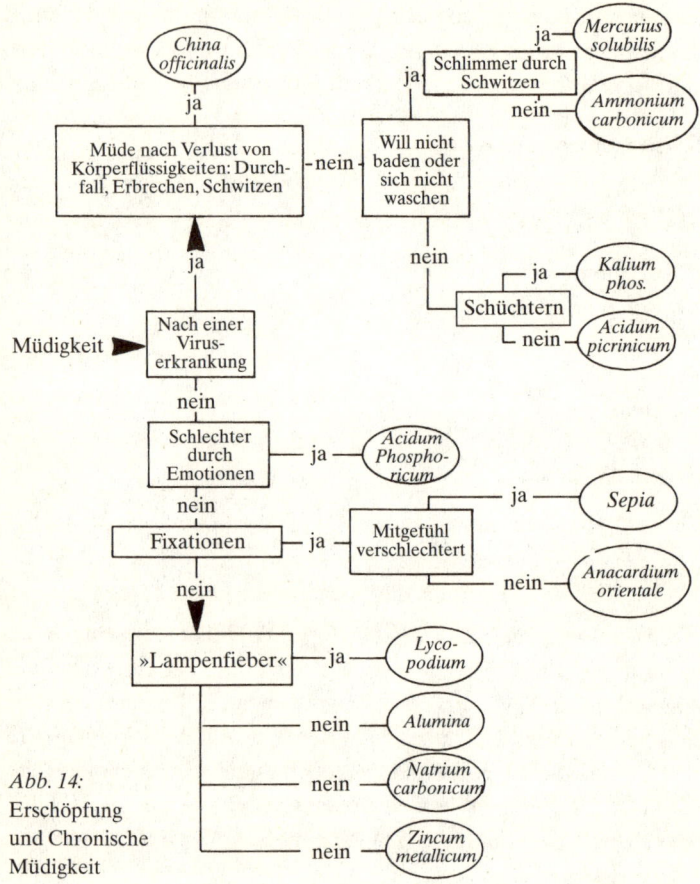

*Abb. 14:*
Erschöpfung
und Chronische
Müdigkeit

helfen können. Sie können es aber auch nur dann, wenn sie genau zu dieser Person passen. Ein Mittel paßt dann am besten, wenn das homöopathische Mittelbild die Symptome des Patienten abdeckt. Dasselbe gilt auch bei der Chronischen Müdigkeit. Wenn jedoch Erschöpfung und Chronische Müdigkeit auf eine Virusinfektion folgen, können noch zwei zusätzliche Dinge helfen. Als erstes stimuliert ein Konstitutionsmittel die natürlichen Regenerationskräfte des Körpers, und einige der im folgenden genannten Mittel sind Konstitutionsmittel. Als zweites kann eine Nosode, eine Art spezieller homöopathischer Impfstoff, gegen die Viruserkrankung ihre Auswirkungen im Organismus bekämpfen. Letzeres darf nur durch einen ausgebildeten Homöopathen geschehen.

Mit der Chronischen Müdigkeit treten vor allem Depressionen, Ärger und Feindseligkeit (weil diese Probleme als »psychisch« angesehen werden), Schuld und Eifersucht auf. Wenn diese Gefühle da sind, müssen sie ebenso behandelt werden.

Die folgenden Mittel empfand ich in meiner eigenen homöopathischen Praxis als hilfreich.

### Acidum phosphoricum

Erschöpfung bei sanften Personen, die gleichgültig gegen Menschen, Ereignisse und andere Dinge werden. Sie fühlen sich schwach, wenn sie sich unterhalten, und leiden dann häufig an Kopfschmerzen, die durch Lärm schlimmer werden. Ihr Zustand verschlimmert sich durch geistige Anstrengung und Studium.

### Acidum picrinicum

Erschöpfung und Schwäche aller Muskeln. Bei diesen Menschen tritt eine vollkommene Apathie in allem, sogar beim Sprechen auf. Jede geistige Anstrengung führt zu Kopfschmerzen. Trotzdem haben sie keine Angst wegen ihrer Erkrankung. Sie haben wenig Appetit und die seltsame Empfindung, als ob der Boden nach oben steigen würde.

### Alumina

Bei physischer und psychischer Erschöpfung bei dünnen Personen, die vorzeitig gealtert sind. Sie neigen zu Muskelschwäche und Lähmungszuständen. Sie wollen alles schnell tun und das ärgert sie, denn ihre Schwäche und Erschöpfung erlaubt ihnen nicht,

schnell zu sein. Sie leiden an trockener Haut und trockenen
Schleimhäuten. Sie haben Angst, verrückt zu werden.

## Ammonium carbonicum

Postvirale Erschöpfung bei Personen, die an häufigen Erkältungen und Infektionen der Atemwege leiden. Sie sind langsam und
lethargisch, leiden an Asthma und sind ziemlich füllig. Die Frauen
haben eine starke Periode. Wenn die Betroffenen krank sind, mögen sie kein Wasser und waschen sich nie, sie liegen und lungern
herum. Sie hassen stürmisches Wetter, denn es verschlimmert ihren Trübsinn.

## Anacardium orientale

Eines der klassischen Mittel bei nervöser Erschöpfung. Die Betroffenen leiden an ziemlich fixen Ideen. Sie haben das Gefühl,
nicht wirklich zu sein, sondern als ob sie ihr eigenes Leben beobachten würden. Ihre Sinnesorgane sind nur schwach ausgeprägt,
und sie verspüren den unwiderstehlichen Drang zu schwören, was
gar nicht zu ihrem Charakter paßt. Sie sind überempfindlich und
rachsüchtig.

## Calcium carbonicum

Für melancholische, langsame, gestaute Personen, die zur Lethargie neigen. Sie haben viele Ängste, mögen keine frische Luft und
schwitzen an Kopf und Brust. Sehr von Nutzen, wenn es das Konstitutionsmittel ist.

## China officinalis

Erschöpfung nach einer Erkrankung, die mit dem Verlust von
Körperflüssigkeiten einhergeht, wie z. B. Durchfall, Erbrechen,
übermäßiges Schwitzen oder Blutverlust. Die Betroffenen neigen
zu Kopfschmerzen mit besonders empfindlicher Kopfhaut. Sie
werden apathisch, reizbar und haben die Neigung, andere Men-

schen zu beleidigen. Sie leiden an Schlaflosigkeit und sind weinerlich.

## Kalium phosphoricum

Das traditionelle Mittel für die Nachwirkungen von Grippe und
grippeähnlichen Erkrankungen. Bei diesen Menschen besteht eine
ausgeprägte Angst, Reizbarkeit und die Neigung zu erschrecken.
Sie mögen sich nicht unterhalten und sind extrem erschöpft. Sie
leiden an Schwindel mit der Neigung zu fallen. Sie wollen nicht
alleine sein. Ihr Zustand verschlimmert sich, wenn sie sich anstrengen.

## Lycopodium

Erschöpfung bei qualifiziert wirkenden Personen, die zu Erwartungsangst vor Ereignissen und Auftritten neigen, obwohl sie ihre
Sache gut machen, wenn es einmal soweit ist. Sie neigen zu Verdauungsbeschwerden und können sehr gereizt sein. Sehr von Nutzen, wenn es das Konstitutionsmittel ist.

## Mercurius solubilis

Erschöpfung bei Personen, die sich schrecklich fühlen, wenn sie
während einer Erkrankung schwitzen müssen. Sie hassen es, sich
anzustrengen, weil sie sich so schlecht fühlen, wenn sie schwitzen.
Sie sind depressiv, schwach und neigen dazu zu zittern. Sie neigen
zu Eiterungen, so daß der Hals immer ein Exudat produziert und
der Atem schlecht ist, Schnitte eitern leicht, und sie leiden an Körpergeruch. Die Zunge zeigt oft den Abdruck der Zähne.

## Natrium carbonicum

Erschöpfung bei blassen, untersetzten Personen, die überempfindlich auf alles mögliche reagieren: auf Lärm, Unterhaltung, Musik,
Gewitter und Stimmungen. Kritische Personen, die Abneigungen
gegen Menschen entwickeln können, ohne daß es einen Grund

dafür gibt. Sie haben Angst, sich körperlich oder geistig anzustrengen, wenn sie krank sind.

## Sepia

Melancholische, weinerliche Personen, die weder Sympathiebezeugungen mögen, noch alleine gelassen werden wollen. Sie fühlen sich schwach und glauben, sie würden in Ohnmacht fallen, besonders am Morgen. Sie sind sehr depressiv und wollen gar nichts tun. Wenn man sie jedoch dazu bringt, Übungen zu machen, die sie gerne mögen, wie z. B. Tanzen, dann erwachen sie zum Leben.

## Zincum metallicum

Extreme Erschöpfung, Müdigkeit und Niedergeschlagenheit bei zittrigen, unruhigen Personen, die langsam denken. Tatsächlich scheinen ihre gedanklichen Vorgänge so langsam zu sein, daß sie eine Frage wiederholen, um Zeit für die Antwort zu gewinnen. Sie reagieren überempfindlich und sind reizbar wegen Kleinigkeiten und haben ein schwaches Gedächtnis. Häufig haben diese Menschen einen metallischen Geschmack im Mund.

# 14. Schlafstörungen

Miguel Cervantes läßt seinen Don Quichote sagen: »Gesegnet sei der, der den Schlaf erfunden hat, sein Mantel deckt alle menschlichen Gedanken zu.« Für einen Spinner wie den ehrwürdigen Don Quichote war der Mantel des Schlafes sicherlich ein willkommenes »Nachthemd«. Unglücklicherweise ist der Schlaf für etwa 40 Prozent der Menschen gelegentlich und für 10 Prozent der Menschen immer wie ein Schmetterling, der sich nur schwer einfangen läßt.

**Normaler Schlaf und Schlaflosigkeit**

Die Forschung in Schlaflaboratorien hat gezeigt, daß ein junger Erwachsener bei einem ununterbrochenen Schlaf durch vier immer tiefer werdende Stadien geht, während denen sich die Augen nicht bewegen. Man nennt das den Non-Rapid-Eye-Movement-Schlaf, NREM-Schlaf (Schlaf ohne schnelle Augenbewegungen). Er ist mit einer langsamen Gehirnwellentätigkeit, die auf dem Encephalogramm (EEG) zu sehen ist, gekoppelt. Nach etwa 90 Minuten tritt man in die erste REM-Phase (Rapid Eye Movement, schnelle Augenbewegungen) ein, die Muskeln entspannen sich, und man träumt. Diese REM-Phase wiederholt sich etwa fünfmal während eines sieben- bis achtstündigen Schlafes und macht etwa 25 Prozent des gesamten Schlafs aus.

Die Länge des Schlafs ist jedoch nicht mit seiner Qualität gleichzusetzen. Einige Menschen erwachen frisch nach nur vier oder fünf Stunden Schlaf, während andere einen achtstündigen ununterbrochenen Schlaf brauchen. Schlaflosigkeit ist also subjektiv.

Eine vernünftige Definition der Schlaflosigkeit könnte daher so lauten: »Schwierigkeiten beim Ein- oder Durchschlafen.«

## Ursachen für Schlafstörungen

Es ist eine Tatsache, daß sich der Schlaf mit dem Alter verändert. Der Schlaf mit den langsamen Gehirnwellen wird weniger, so daß Abschnitte des Wachseins zu einem unterbrochenen und unbefriedigenden Schlaf führen. Um das zu kompensieren, machen viele Leute tagsüber ein kleines Schläfchen, was wiederum zu weniger Schlaf in der Nacht führt.

Das Warten auf den Schlaf ist eine andere Seite des Problems, wenn die Betroffenen glauben, volle acht Stunden schlafen zu müssen. Dabei ist es eine Tatsache, daß im mittleren oder späteren Lebensalter das Schlafbedürfnis nur etwa sechs Stunden beträgt. Konsequenterweise braucht man nicht mehr Schlaf, solange man tagsüber nicht müde ist. Die Gewohnheit, tagsüber ein Schläfchen zu halten, raubt Ihnen nur den Nachtschlaf.

Neben den normalen Veränderungen des Schlafs im Laufe des Lebens entstehen die meisten Fälle von heilbarer Schlaflosigkeit infolge von Depressionen, Ängsten, Schmerzen und Medikamenten. Es ist nicht sinnvoll, Schlaflosigkeit aufgrund von Schmerzen mit Beruhigungs- oder Schlafmitteln zu behandeln. Auch emotionale Probleme werden durch Schlaftabletten nur betäubt. Und schließlich sind Medikamente, die Schlafstörungen als Nebenwirkungen haben, keine geeigneten Medikamente.

Das Koffein in Kaffee oder Tee, verschiedene Medikamente gegen Atembeschwerden, Entwässerungsmittel, Antidepressiva und Betablocker können alle Schlafstörungen verursachen. Es klingt paradox, aber auch Schlafmittel selbst können zu Schlaflosigkeit führen. Das Problem ist nämlich, daß sie den REM-Schlaf verringern, was schließlich zu vermehrten Wachphasen führt, wenn man sich an die Droge gewöhnt hat.

### Maßnahmen zur Selbsthilfe

Fragen Sie unbedingt Ihren Arzt, bevor Sie die Medikamente verändern, die Sie verschrieben bekommen haben. Trinken Sie am

*Abb. 15:* Schlafstörungen

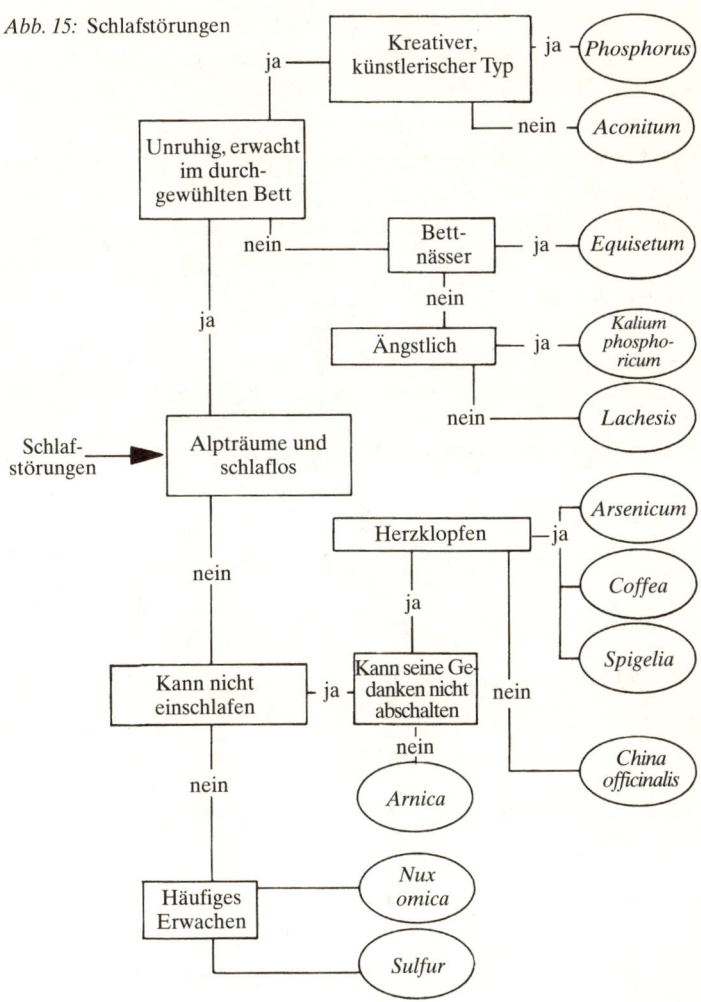

Nachmittag keinen Kaffee oder schwarzen Tee mehr, sondern Kamillen-, Pfefferminz- oder Hagebuttentee. Diese Teesorten sind beinahe überall erhältlich. Meiner Meinung nach sollten sie ziemlich schwach aufgegossen werden, wenn sie bitter schmecken, geben Sie ein kleines Stückchen Süßholzwurzel oder einen halben Teelöffel Honig dazu.

Überladen Sie Ihren Magen nicht noch spät am Abend. Kleinere Imbisse sind gestattet, Käse oder Schokolade dagegen können Sie wachhalten. Wenn Sie spät abends noch rauchen, können Sie sich zwar entspannt fühlen, tatsächlich aber hält es Sie wach und verzögert den Schlaf.

Alkohol ist ein gutes Einschlafmittel, kann aber den Schlaf unterbrechen, weil er diuretisch wirkt. Ein wenig davon kann hilfreich sein, aber zuviel ist nicht gut.

## Homöopathische Behandlung von Schlafstörungen

*Aconitum*
Bei Aufwachen durch Alpträume. Die Kissen sind zerwühlt nach vorausgehenden Phasen der Unruhe.

*Arnica*
Für erschöpfte Menschen, die aber nicht schlafen können. Das Bett erscheint zu hart.

*Arsenicum album*
Bei Unruhe und Angst. Die Betroffenen erwachen sehr früh und schlafen unruhig.

*Belladonna*
Bei unruhigen Beinen und Zuckungen.

*China officinalis*
Die Gedanken häufen sich nachts. Besonders bei Schwäche durch Verlust von Körperflüssigkeiten, wie Diarrhoe, Blutverlust, übermäßiges Schwitzen oder dem Gebrauch von Abführmitteln.

## Coffea
Für Menschen, die nicht abschalten können und beim leisesten Geräusch aufwachen.

## Equisetum
Bei Alpträumen, besonders wenn ein Kind zum Bettnässen neigt.

## Ignatia
Bei unstillbarem Bedürfnis zu gähnen. Es kommt kein Schlaf. Für wechselhafte, hysterische Personen.

## Kalium phosphoricum
Für ängstliche Personen, die häufig an Alp- und Angstträumen leiden, wenn sie unter Druck stehen.

## Lachesis
Alpträume bei eifersüchtigen, geschwätzigen Personen, die zum Aufgedunsensein neigen. Die Frauen leiden oft an prämenstruellen Beschwerden, dann sind auch die Alpträume häufiger.

## Nux vomica
Bei Verdauungsbeschwerden nach zu reichlichem Essen. Der Betroffene erwacht mit schlechter Laune.

## Phosphorus
Alpträume bei kreativen, künstlerischen Menschen.

## Spigelia
Bei Herzklopfen, das die Betroffenen nicht einschlafen läßt.

## Sulfur
Für Menschen, die sprechen, grunzen und schnarchen bei unruhigem Schlaf. Sie strecken die Füße unter der Decke hervor, weil es ihnen heiß ist.

# 15. Körperbild und Eßstörungen

Die Fähigkeit zur Imagination ist für alle denkenden Menschen wichtig. Wir erkennen Menschen, Tiere und Gegenstände an dem Bild, das wir von ihnen haben. Die Begriffsbildung darüber, was die Dinge sind, ist aber nicht nur auf den Gesichtssinn beschränkt. Menschen, die ihr Leben lang blind waren, können daher beispielsweise kein visuelles Bild von einer Kuh haben. Ihr Begriff »Kuh« hat sich aus den Sinnen Hören, Riechen und Berühren gebildet. Wenn man einem blinden Kind das Modell einer Kuh in die Hand gibt, um ihm einen Begriff von der Kuh zu geben, bekommt es ein falsches Bild davon, denn das Tier ist in Wirklichkeit groß, es hat ein Fell und einen bestimmten Geruch. Es ist wichtig für uns, nicht nur Bilder von der Außenwelt, sondern auch ein Bild von uns selbst zu haben. Das ist ein Teil des Wissens über unsere Individualität.

Das Bild, das wir von uns selbst haben, muß nicht mit dem übereinstimmen, das andere von uns haben. Tatsächlich haben andere Menschen wahrscheinlich ein genaueres Bild von unserem Körper, als wir es selbst haben, denn wir können uns nur im Spiegel sehen, und andere sehen uns dreidimensional.

Das Bild, das wir der Welt von uns zeigen, unsere Persona, besteht aus dem Zusammenspiel vieler Faktoren. Es besteht teilweise aus unserem Körper und seinen Attributen, aus unserem seelischen Zustand und unseren Gefühlen. Diese Projektion ist uns nicht ganz bewußt, obwohl wir manchmal viel tun, um unser Bild zu verändern, damit wir bestimmter, gebildeter, attraktiver usw. aussehen. Abhängig von all diesen Faktoren, projizieren wir ein Bild von uns, das vom feurigsten Tiger bis zum introvertiertesten schüchternen Pflänzchen reichen kann.

Wenn alles gut ist, wächst Ihr Selbstbewußtsein, das auch das Bild, das Sie von Ihrem Körper haben, mit einschließt. Bei einer Störung jedoch wird das Körperbild sehr stark beeinträchtigt. Daraus kann ein Teufelskreis entstehen, denn das innere Bild kann das Selbstbewußtsein herabsetzen und das emotionale Ungleichgewicht verstärken und zu stärkeren Problemen mit dem Körperbild führen. Schließlich entstehen fixe Ideen, die in eine Eßstörung münden.

## Dysmorphophobien

Es gibt eine bekannte Gruppe von Störungen, die Dysmorphophobien genannt werden. Sie alle sind durch eine Unzufriedenheit mit dem körperlichen Erscheinungsbild gekennzeichnet. Der Begriff kommt aus dem Griechischen, dys bedeutet krank, morphe bedeutet Form und phobos bedeutet Angst.

Das Körperbild wird verzerrt, so daß der Betroffene drastisch versucht, das Bild körperlich oder geistig zu verändern. Die Methoden dazu variieren von Selbstverstümmelung und Selbstmordversuchen bis zu Freßanfällen und Nahrungsverweigerung.

Anorexia nervosa ist die häufigste und bekannteste dieser Störungen. Die Untersuchungen über die Häufigkeit dieser Erkrankung sind sehr unterschiedlich und abhängig von den diagnostischen Kriterien. Man nimmt an, daß sie bei einem Prozent der jungen Mädchen und der jungen Frauen bis Mitte Zwanzig auftritt, die auf Schlankheit und Abnehmen fixiert sind. Einige Gruppen sind dafür besonders empfänglich. So wurde z. B. bei angehenden Tänzern ein Prozentsatz von 20 Prozent festgestellt.

Es gibt zahlreiche Theorien darüber. Einige behaupten, daß eine biochemische oder physiologische Störung zu einer Hormonstörung führt und es so zu Appetitverlust kommt. Andere meinen, das ganze Problem sei rein emotional und käme von der Angst, dick oder erwachsen zu werden. Beim Hungern oder Erbrechen wird der Stoffwechsel mit Sicherheit beeinträchtigt, so daß die Periode verschwindet und das Gewicht unaufhörlich sinkt.

> *Das ist ein sehr gefährlicher Zustand. Jeder, der viel Ener-*
> *gie und Aufmerksamkeit auf Abmagerungskuren und*
> *Schlankwerden richtet, sollte einen Arzt zu Rate ziehen.*

Bulimie, die andere Seite der Medaille, eine Art Besessenheit vom Essen, kann tatsächlich bei ein und derselben Person vorkommen. Es kann sein, daß beide entgegengesetzte Pole einer schwankenden Störung in bezug auf Nahrungsaufnahme und Körperbild sind. Mit dieser Störung treten Vorlieben für bestimmte Nahrungsmittel, die in riesigen Mengen verspeist werden, auf. Die Freßanfälle haben ein solches Ausmaß, daß erbrochen werden muß, bevor sie weiteressen können. Während eines Freßanfalls kann die Kalorienaufnahme den Tagesbedarf fünffach übersteigen. In Extremfällen wird das 25fache des normalen Tagesbedarfs gegessen!
Die meisten Menschen mit dieser Störung befinden sich in einem Kreislauf von Hineinfressen und wieder von sich geben, wobei auf eine enorme Nahrungsaufnahme das Gefühl folgt, das System wieder reinigen zu müssen. Das umfaßt Erbrechen, Einnahme von Abführmitteln und Diuretika oder exzessive Körperübungen.
Es ist nicht bekannt, wie häufig die Bulimie auftritt. Die Altersgruppe, bei der sie vorkommt, scheint etwas älter (20 bis 25 Jahre) zu sein als die der Anorektiker. Man nimmt an, daß etwa fünf Prozent dieser Altersgruppe eine manifeste Bulimie haben, während zwanzig bis dreißig Prozent gelegentlich fressen und sich dann erbrechen.

> *Freßanfälle können sehr schnell außer Kontrolle geraten*
> *und gefährlich werden. Deshalb sollte jeder, der dazu neigt,*
> *einen Arzt aufsuchen.*

# Die homöopathische Behandlung von Störungen des Körperbildes und Eßstörungen

Wie schon erwähnt, ist es immer richtig, zuerst einen Arzt aufzusuchen. Die Homöopathie kann helfen, sollte aber mit einem Arzt abgesprochen werden. Es gibt viele mögliche Gründe, weshalb einige Menschen Störungen des Körperbildes entwickeln, aus denen heraus dann Eßstörungen entstehen. Wenn eine vorherrschende Emotion an die Oberfläche kommt, sollte sie behandelt werden. Wenn das Konstitutionsmittel bekannt ist, hilft es natürlich immer.

Um die Darstellung zu vereinfachen, habe ich die Mittel in zwei Gruppen aufgeteilt:

**Anorexie**
Ich verwende diese Begriff hier nicht im streng psychiatrischen Sinn, sondern bei Fällen mit einer Abneigung gegen Essen und Fixationen über das Körperbild, das den Betroffenen zu dick erscheint.

*Acidum picrinicum*
Bei Appetitverlust und allgemeiner Erschöpfung. Bei Personen nach einem Virusinfekt. Geistige Anstrengung verschlimmert den Zustand.

*Alumina*
Obwohl es allgemein als nützliches Mittel im mittleren und späteren Lebensalter betrachtet wird, gibt es viele junge Frauen von 15 bis 25 Jahre, auf die dieses Mittel paßt. Sie neigen dazu, sehr dünn zu sein, und haben einen leichten Tremor bei Ruhe. Sie verlieren völlig ihren Appetit und haben Angst, dick zu werden. Sie mögen ungewöhnliche Sachen wie Brotkrusten, Schinkenschwarten oder Obstkerne.

## Aurum metallicum

Appetitverlust und Abneigung gegen den eigenen Körper bei melancholischen Personen, die an Selbstmord denken. Sie hungern sich selbst allmählich aus – vielleicht als Ausdruck eines schmerzlosen Todeswunsches.

## Causticum

Appetitverlust bei Personen, die Mitgefühl für andere haben. Sie bemitleiden andere, die Gewichtsprobleme haben, und machen unbewußt eine Abmagerungskur mit. Wenn sie an ihre eigenen Probleme denken, geht es ihnen schlechter, daher befassen sie sich hauptsächlich mit anderen und ihrer eigenen Diät, die zur fixen Idee wird. Nützlich für Personen, deren Problem begonnen hat, als sie einem Freund oder Verwandten zu helfen versuchten.

## Natrium muriaticum

Appetitverlust, außer auf salzige Dinge, bei melancholischen Personen, denen es durch Trost schlechter geht. Sie haben die fixe Idee, dick zu werden und sind besessen vom Gedanken, schlank zu werden und zu fasten.

## Thuja occidentalis

Vollkommener Appetitverlust und fixe Ideen für das eigene Körperbild. Im allgemeinen sind die Betroffenen sehr dünn mit der Neigung, Warzen zu entwickeln. Sie sind immer in Eile.

## Bulimie

Auch dieser Begriff wird nicht im streng psychiatrischen Sinn verwendet, sondern für solche Fälle mit ungewöhnlich starkem Hunger, dem Verlangen zu Erbrechen und der Angst vor Hunger.

## Ammonium carbonicum

Riesiger Appetit, der schnell gestillt ist, aber rasch wiederkehrt. Bei allgemeiner Abneigung, sich zu waschen und gegen Wasser, so daß die Körperpflege vernachlässigt wird und Körpergeruch entsteht.

## Argentum nitricum
Neigung zum Erbrechen nach Genuß von Schokolade und Süßigkeiten bei Personen, die zu Ängsten und Erwartungsängsten neigen.

## Calcium carbonicum
Übermäßiger Appetit bei langsamen, melancholischen Personen mit der Neigung zu Verstopfung. Sie essen hauptsächlich deshalb, weil sie eine echte Angst davor haben zu hungern, wenn sie nicht weiteressen würden.

## China officinalis
Übermäßiger Appetit bei Personen, die vor kurzem eine Infektionskrankheit durchgemacht haben, die mit dem Verlust von Körpersäften einherging. Meist ist dieser Zustand nur vorübergehend, obwohl er bei einigen Personen bestehen bleibt und sich zu einer echten Eßstörung entwickeln kann. Es besteht die Neigung, andere Menschen emotional zu verletzen.

## Graphites
Bei übermäßigem Appetit, melancholischen Frauen, die zu Verstopfung neigen. Wenn sie Meeresfrüchte gegessen haben, geht es ihnen schlecht, selbst wenn sie ihnen geschmeckt haben.

## Jodum
Für Menschen mit übermäßigem Appetit, die aber trotzdem nicht zunehmen.

## Phosphorus
Starker Appetit bei künstlerischen, kreativen Personen, die sehr sensibel sind. Sie müssen nach Süßem oder Salzigem erbrechen.

*Pulsatilla*
Vermehrter Appetit bei plumpen, blonden, weinerlichen Personen, die emotional wechselhaft sind und denen es draußen besser geht.

*Sabadilla*
Vermehrter Appetit bei ängstlichen, scheuen Personen. Sie haben eine komische Vorstellung von sich selbst und ihrem Körper. Sie glauben, daß sie eine Krankheit haben, die nur durch beständiges Essen und beständige »Ernährung« der Gewebe in Schach gehalten werden könnte.

*Sulfur*
Vermehrter Appetit bei dominanten, »zerlumpten Philosophen«, die sich herumlümmeln, eine schlechte Haltung haben und herumzappeln. Sie fressen, weil sie Angst vor Hunger haben.

*Zincum metallicum*
Übermäßiger Appetit am späten Vormittag.

# 16. Prämenstruelles Syndrom und Menopause

Das prämenstruelle Syndrom (PMS), besteht wie die Angst aus drei Komponenten – dem emotionalen und körperlichen Aspekt sowie dem Verhalten. Meist beginnen die Probleme in der Mitte des Menstruationszyklus und dauern bis zum Ende der Periode an. Fast alle Frauen erleben in einem gewissen Grade das prämenstruelle Syndrom. Für 30 bis 40 Prozent der Frauen können diese Symptome so lästig sein, daß sie medizinische Hilfe benötigen. Etwa 5 Prozent werden so geplagt, daß sie ihre normalen Alltagspflichten nicht mehr bewältigen können.
Die medizinische Literatur kennt über 150 Symptome, die zum PMS gehören. Die häufigsten sind:

– *Emotional:* Depression, Angst, Reizbarkeit, Feindseligkeit, Eifersucht, Weinerlichkeit, Gleichgültigkeit.
– *Körperlich:* Aufgetriebener Bauch, geschwollene Brüste, geschwollener Hals, Wasserretentionen, Akne.
– *Verhalten:* Aggressionen, will alleine sein, sexuelles Verhalten und sexuelle Bedürfnisse sind verändert.

**Ungeklärte Ursachen**
Es gibt mehrere Theorien über die dem PMS zugrundeliegenden Ursachen, aber keine davon ist bis jetzt bewiesen. In der Vergangenheit dachte man an rein psychische Gründe und glaubte, daß Frauen, die an PMS litten, hochneurotisch wären. Gott sei Dank verschwindet diese antiquierte und beschränkte Sichtweise heute allmählich.
Das Studium von Zwillingen legte nahe, daß ein genetischer Fak-

tor daran beteiligt sein könnte. Man stellte fest, daß das Vorkommen von PMS bei eineiigen Zwillingen stärker ist als bei zweieiigen. Eineiige Zwillinge stammen aus demselben Ei und haben die gleiche genetische Information, wohingegen zweieiige Zwillinge zwei völlig verschiedene Individuen mit verschiedener genetischer Information sind.

Da die Beschwerden in der zweiten Zyklushälfte beginnen, ist es nur logisch, daß die Ovulation und das hormonelle Gleichgewicht in der zweiten Zyklushälfte etwas mit PMS zu tun haben.

Es ist wichtig zu wissen, daß der Ausstoß von Hormonen, die das weibliche Fortpflanzungssystem betreffen, von einem Rückkoppelungs-Mechanismus gelenkt wird. Dazu gehören der Hypothalamus und die Hypophyse im Gehirn sowie die Ovarien (Eierstöcke).

In den Ovarien befinden sich eine große, bestimmte Zahl von Eiern, die im Leben einer Frau befruchtet werden können. Vor der Befruchtung jedoch muß das Ei sich bis zur Ovulation (Eisprung) hin entwickeln, bevor es sich auf die Reise zum Uterus aufmacht.

Die Hypophyse beginnt mit dem Zyklus, wenn nach der Periode der Östrogen- und Progesteronspiegel (Eierstockhormone) im Blut unter eine bestimmte Marke fallen. Das führt dazu, daß das follikelstimulierende Hormon (FSH) dafür sorgt, daß das Gelbkörperhormon (LH) und Prolaktin ausgestoßen werden. Diese Hormone wirken auf die Eierstöcke.

FSH bildet ein Bläschenfollikel, in dem das Ei heranreift. Während es sich entwickelt, beginnt der Follikel Östrogen abzusondern. Diese erste Hälfte des Zyklus nennt man die follikuläre Phase. Sie dient dazu, daß das Endometrium (Gebärmutterschleimhaut) in der Gebärmutter aufgebaut wird.

Der Östrogenspiegel steigt bis zu einer Spitze in der Mitte des Zyklus an, dann übernimmt das LH die Aufgabe, die Ovulation (Eisprung) anzuregen. In der zweiten Hälfte des Zyklus, wenn sich das Ei auf dem Weg zur Gebärmutter befindet, entwickelt sich das Ei weiter, und das Endometrium der Gebärmutter wird verstärkt aufgebaut, um das Ei aufnehmen zu können, falls es befruchtet wird. In dieser Hälfte steigt auch der Progesteronspiegel des Corpus luteum oder Gelbkörpers (eine Struktur, die sich nach dem Freilassen des Eies aus dem gerissenen Graafschen Follikel bildet) und zwar infolge der Anregung von LH und Prolaktin. Dieser Abschnitt wird Luteinphase genannt.

An diesem Punkt wird das befruchtete Ei implantiert oder der Hormonspiegel sinkt wieder ab, und die metriale Schicht wird ausgeschieden, was durch die Periode deutlich wird. Östrogen ist für die Entwicklung und Erhaltung des Reproduktionstraktes und die weiblichen Sexualorgane wichtig. Es wirkt auch auf den Knochenstoffwechsel (Östrogenmangel in der Menopause führt zu Osteoporose), das Mineral- und Flüssigkeitssystem des Körpers, auf die Schleimhäute und die Haut. Der Gipfel des Östrogenspiegels wird in der Mitte des Zyklus mit der Ovulation erreicht, während in der späteren Luteinphase der Spiegel niedriger ist.

Das Progesteron ernährt die Gewebe, damit es das befruchtete Ei aufnehmen kann. Es wirkt auch auf die Muskeln und Bänder des Körpers, ebenso wirkt es auf die Haut, bei Überschuß kommt es zu Akne. Der Gipfel des Progesterons ist in der Mitte der Luteinphase.

Das Diagramm auf der folgenden Seite zeigt eine vereinfachte Darstellung des Menstruationszyklus. Ein Blick auf die Ebene der Hormone macht klar, daß die größte Wahrscheinlichkeit für ein Ungleichgewicht zwischen der Östrogen- und Progesteronphase liegt. Das kann für die Symptome des PMS verantwortlich sein. Ein Überschuß an Östrogen z. B. kann zu Aufgetriebensein und Wasserretention führen. Ähnlich kann ein Überschuß an Progesteron zu Darmkrämpfen, Rückenschmerzen, Ermüdung und Akne führen.

Da einige Symptome besser zu diesem als zu jenem Hormon passen, wird dieses Modell für die durch Östrogen oder Progesteron beeinflußte Frau verwendet. Der Östrogen-Typ ist stämmiger, leidet mehr an Aufgetriebensein und hat eine ziemlich starke Perio-

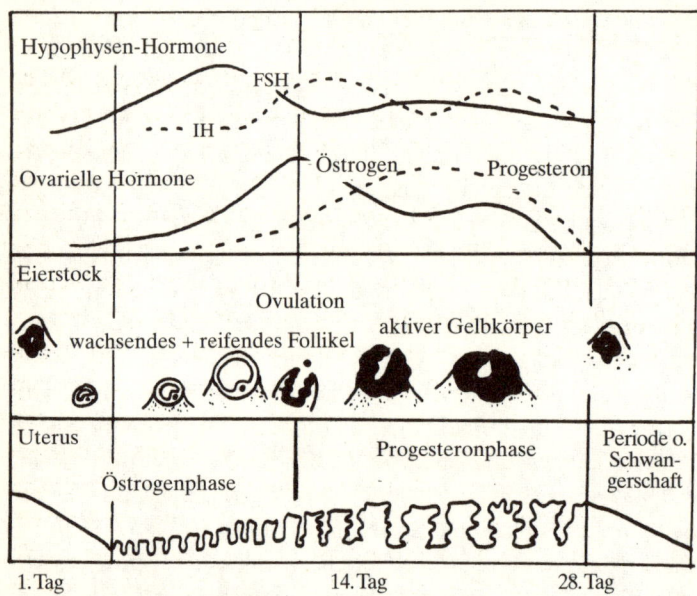

*Abb. 16:* Die hormonellen Veränderungen während des Menstruationszyklus

de. Im Gegensatz dazu ist die Frau, die mehr dem Progesteron-Typ entspricht, schlanker, sie leidet mehr an Krämpfen, ihre Periode ist schwächer, und sie neigt zu Akne. Dieses Modell ist ziemlich beeindruckend. Wenn man es aber in der Praxis anwendet, ist es nur begrenzt einsetzbar, denn es gibt viele Symptome, die sich überlappen und ebenso viele Symptome, die nicht mit dem Hormonhaushalt in Verbindung gebracht werden können.

Es gibt auch ähnlich gute Theorien über die Rolle der Nebennierenhormone, die Neurotransmitter und die Endorphine. Keine gilt jedoch für alle der möglichen Symptome, und keine wurde vollständig bewiesen.

Ein Ungleichgewicht im Stoffwechselgeschehen kann sich auch an anderen Dingen zeigen. So kann es z. B. sein, daß die Glukosekon-

trolle nicht gut funktioniert, entweder weil die im Umlauf befind-
lichen Hormone mit dem Ausstoß des Insulins zusammenstoßen,
oder weil Appetit und Nahrungsaufnahme den Glukosespiegel beeinträchtigen. Was auch immer zutreffen mag, es scheint so, daß es
einigen Frauen besser geht, wenn sie häufiger kleinere Mahlzeiten
einnehmen. Wenn man alle drei Stunden Kohlenhydrate oder stär-
kehaltige Nahrung zu sich nimmt (ohne die tägliche Kalorienzu-
fuhr zu steigern), verbessert das oft die Beschwerden. Das kommt
wahrscheinlich daher, daß die Hypoglykämie (niedriger Blutzuk-
ker) zu ziemlich ausgeprägten Stimmungsschwankungen führt.
Ein anderer möglicher Faktor ist das Fehlen von Pyridoxin (Vitamin B6) wegen des hohen Östrogenspiegels. Ein niedriger Pyri-
doxinspiegel kann sich auf verschiedene Neurotransmitter auswirken, was zu Stimmungsschwankungen, Erschöpfung und
Krämpfen führt. Eine Behandlung sollte mit 50–100 Milligramm
pro Tag erfolgen, und zwar nicht länger als drei Monate lang. Höhere Gaben über zwei Gramm (das Zwanzigfache der empfohle-
nen Dosis) können zu ernsten Nervenschädigungen führen. Es gibt
auch einige Anzeichen dafür, daß ein längerer Gebrauch von mehr
als sechs Monaten zu Neuropathien führen kann, die glücklicherweise reversibel sind, wenn die Einnahme abgebrochen wird.
Schließlich gibt es viele Hinweise dafür, daß bei einigen Frauen der
Blutfettsäurespiegel fällt. Daher hat das Nachtkerzenöl so gute
Wirkungen, denn es enthält Gammalinolsäure.

## Die homöopathische Behandlung des PMS

Aus dem Vorhergehenden wird sicher deutlich, daß es sich beim
PMS um ein extrem kompliziertes Geschehen handelt. Einige
Theorien können einige Aspekte davon erklären, aber keine kann
alles erklären. Das Problem besteht darin, daß PMS wieder ein
anderer pauschaler Begriff ist, der verschiedene Beschwerden be-

schreibt, deren Verbindung darin besteht, daß Frauen in der zweiten Zyklushälfte davon betroffen sind. Die Tatsache, daß ihm über 150 Symptome zugeordnet sind, zeigt nur, wie viele unterschiedliche Reaktionen es bei dieser Störung gibt.

Auch hier hat die Homöopathie viel anzubieten. Sie versucht nicht die zugrundeliegende Störung zu erklären, sondern sieht ihr Ziel darin, das passende Mittel für die vielen Symptome zu finden. Wenn das Mittel gut gewählt ist, wirkt es gewöhnlich schon im nächsten Zyklus lindernd und sorgt dafür, daß die Beschwerden schon nach den nächsten drei Behandlungen verschwinden.

Es muß gesagt werden, daß sich bei einigen Frauen bestimmte Beschwerden des PMS verbessern, aber die Symptome sich dabei verändern und dann eher einem anderen Erscheinungsbild gleichen. Wenn das der Fall ist, sollte das neue Mittel gegeben werden. Es wird wahrscheinlich eine gute Wirkung haben.

### Die Einnahme der homöopathischen Mittel bei PMS

Meine eigene Methode bei PMS ist folgende: zwei Tabletten der C30, dreimal täglich während der ersten drei Tage nach dem Aufhören der Blutung. Das sollte in den beiden nächsten Zyklen wiederholt werden. Es sind also insgesamt drei Behandlungen (siehe auch »Einnahme der Mittel« zu Beginn des dritten Teils).

## Die wichtigsten Mittel

Meiner Erfahrung nach stimmen die folgenden vier Mittel mit den Reaktionsmustern von etwa 75 Prozent aller Frauen, die an PMS leiden, überein.

### Lachesis

Dieses Mittel ist aus Schlangengift hergestellt und trifft auf viele Symptome des PMS zu.

*Emotionen:* Bei Mißtrauen, Eifersucht, Geschwätzigkeit, Reizbarkeit und Ärger.

Das Mißtrauen kann selbstzerstörerisch sein. Es kann sich als Mißtrauen gegenüber den Nachbarn äußern, darüber, was die Leute über diese Frauen reden, oder gegenüber der Treue ihres Ehemannes.

Die Eifersucht ist akut und kann sich gegen jeden in der Familie richten, etwa auf die Fähigkeiten anderer, deren Gesundheit und Willenskraft.

Diese Menschen haben den Ruf einer Klatschbase, und gewiß tun sie sich in der prämenstruellen Phase keinen Zwang an, ganz offen über ihre Probleme und ihren Verdacht usw. zu sprechen. Sie sind akut reizbar und können gewalttätig werden. Sie möchten mit Worten verletzen. Es reicht diesen Frauen nicht, das Messer in die Brust zu stechen, sie möchten es auch noch herumdrehen. Sie wirken wie Dr. Jekyll und Mr. Hyde und zeigen zwei völlig verschiedene Gesichter. Ihre Persönlichkeit gleicht während der prämenstruellen Phase immer der des grausamen Mr. Hyde.

Sie leiden an Konzentrationsstörungen und sind weinerlich.

*Körperliche Symptome:* Gefühl des Aufgetriebenseins, Bauch, Brust und Hals sind davon betroffen, so daß die Betroffenen weder Gürtel, Büstenhalter, Rollkragen oder Halstuch vertragen.

Diese Frauen leiden an Wasserretention, tatsächlich können sie in der prämenstruellen Phase bis zu zwei Kilogramm zunehmen.

Hautprobleme sind symptomatisch. Die meisten haben eine bläuliche oder purpurfarbige Hautfärbung.

Hämmernde Kopfschmerzen sind ein weiteres Symptom. Die meisten körperlichen Symptome beginnen auf der linken Seite. Alle Schmerzen bessern sich mit dem Eintreten der Periode.

*Verhalten:* Körperliche Aggressionen und das Werfen mit Gegenständen sind typisch. Das sexuelle Verlangen ist während der Periode verstärkt.

## Lilium tigrinum

Dieses Mittel ähnelt Sepia und wird oft als »heiße« Sepia beschrieben.

*Emotionen:* Tiefe Depression. Weinerlichkeit wegen Kleinigkeiten oder ganz ohne Grund. Die Betroffenen haben Angst vor einer schweren Krankheit, sind immer in Eile und haben ein feuriges Temperament.

Die Depression ist sehr stark und ausgeprägter als die von Sepia-Typen. Sie weinen ohne offensichtlichen Grund und können mitten im Gespräch in Tränen ausbrechen.

Die Frauen haben Angst vor Krebs oder anderen schweren Krankheiten, verstärkt vor der Periode.

Der beständige Drang, sich zu bewegen, obwohl kein bestimmtes Ziel vor Augen ist, ist ein Symptom bei den Betroffenen. Es ist so, als ob sie umherrennen, um ruhig zu werden.

Sie haben ein anderes Temperament als Lachesis-Typen, Lilium tigrinum-Typen sind reizbar und werden deshalb wütend. Sie möchten die Person, über die sie sich ärgern, nicht verletzen und schwören gerne.

Sie mögen weder Mitgefühl noch Trost und bekommen schlechte Laune davon, obwohl sie eigentlich gerne im Mittelpunkt der Aufmerksamkeit stehen.

Man kann diese Menschen nicht zufriedenstellen.

*Körperliche Symptome:* Sie leiden an vielen Beschwerden, die das Becken betreffen, und haben das Gefühl, als ob etwas aus Scheide und Rektum gezogen würde. Das kann so stark sein, daß sie sich hinsetzen und die Beine übereinanderschlagen müssen, weil sie Angst haben, daß der Uterus heraustreten würde.

Den Lilium tigrinum-Typen ist es immer heiß, und sie haben das Gefühl, als ob sie in Ohnmacht fallen würden, weil es ihnen zu heiß ist oder weil das Zimmer so heiß ist.

Die Betroffenen müssen wegen Stuhldrangs dringend auf die Toilette, der Stuhl fühlt sich heiß an.

Sie leiden an häufigem Harndrang, verbunden mit einem Hitzegefühl, als ob sie eine Blasenentzündung hätten.

*Verhalten:* Diese Menschen fühlen sich besser, wenn sie draußen an der frischen Luft sind. Das sexuelle Verhalten ist während der prämenstruellen Phase merklich verstärkt.

*Natrium muriaticum*
Dieses Mittel ist das gewöhnliche Kochsalz.

*Emotionen:* Diese Typen leiden an Depression, Schwäche und Lethargie. Sie sind reizbar und weinerlich, wenn sie alleine sind.
Eine tiefgreifende Melancholie verschlimmert sich in der prämenstruellen Phase. Anders als Lachesis-Typen sprechen die Betroffenen nicht darüber.
Je mehr die prämenstruelle Phase voranschreitet, desto ausgelaugter fühlen sich diese Menschen, so als ob sie keine Salze und keine Energie mehr in sich hätten. Am Abend sind sie völlig erschöpft.
Sie neigen zu ausgeprägter Reizbarkeit und können wegen Kleinigkeiten die Geduld verlieren. Man muß wissen, daß sie immer so sind, aber in der prämenstruellen Phase verstärken sich diese Ausbrüche. Sie verstehen keinen Spaß und verabscheuen es, wenn man sich über sie lustig macht.
Sie hassen Mitgefühl und Trost, aber – anders als Lilium tigrinum – sie werden deshalb nicht wütend. Eher gehen sie hinaus und weinen, wenn sie alleine sind.

*Körperliche Symptome:* Natrium muriaticum-Typen sind kalt, während Lilium tigrinum immer heiß ist. Sie sind immer durstig und haben Verlangen nach Salzigem. Hämmernde Kopfschmerzen folgen auf Zickzacksehen. Häufiges Herzklopfen tritt bei ihnen auf.
Sie haben Hautprobleme, wie ein Ekzem, Akne oder Bläschen und neigen zu losen Nägeln.

Die Periode ist unregelmäßiger als die der anderen Typen. Wasserlassen verursacht Schmerzen.

*Verhalten:* Sie wollen alleine sein, um zu weinen oder über verschiedenes nachzudenken. Trotzdem möchten sie, daß jemand im Haus ist. Sie bewegen sich nicht gerne.
Das sexuelle Verlangen verschwindet. Sie vermeiden Sex, weil sie Schmerzen dabei empfinden, weil ihre Vaginalfeuchtigkeit zu gering ist.

## Sepia
Das Mittel wird aus der Tinte des Tintenfischs gewonnen. Stellen Sie sich den Typen als verletzliche Person vor, die um sich die Gleichgültigkeit als Schutzschild errichtet hat.

*Emotionen:* Dazu zählen Depression, Gleichgültigkeit, Lethargie, Überempfindlichkeit, Reizbarkeit und Weinerlichkeit.
Wie bei Natrium muriaticum-Typen liegt die Depression immer im Hintergrund und wird nur in der prämenstruellen Phase stärker.
Gleichgültigkeit ist ein charakteristischer Zug. Es interessiert sie nicht, ob es ihrer Familie, ihrem Partner oder ihren Freunden gutgeht. Wenn es ihnen richtig schlechtgeht, ist es ihnen völlig egal, wie schlecht es ihren Lieben geht.
Die Gleichgültigkeit führt zu Lethargie und Apathie. Sie haben das Gefühl, daß es sich nicht lohnt, Dinge aktiv anzugehen.
Diese Menschen sind sehr kritikempfindlich und leicht beleidigt.
Ihre Reizbarkeit ist nicht so ausgeprägt wie bei Lachesis oder Lilium tigrinum, sondern schnell wieder vorüber.
Sie weinen, wenn sie über ihre Symptome sprechen, mögen aber kein Mitgefühl und auch keinen Trost. Sie reagieren darauf mit schlechter Laune, wenn auch nicht so ausgeprägt wie Lilium tigrinum.
Sie hassen es, alleine zu sein, obwohl sie gerne für sich in ihrem Zimmer sind.

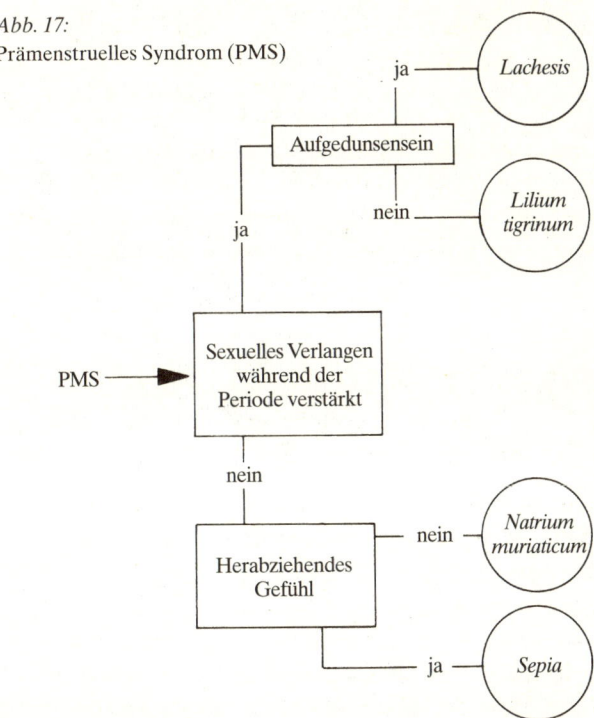

*Abb. 17:*
Prämenstruelles Syndrom (PMS)

*Körperliche Symptome:* Das Gefühl des »Herabziehens« im Bek-
ken, wenn auch nicht so ausgeprägt wie bei Lilium tigrinum.
Sie haben häufig das Gefühl, als ob in ihnen ein »Ball« stecken
würde. Wenn sie Magenbeschwerden haben, sind sie davon überzeugt, daß ihnen ein Ball im Bauch steckt. Dasselbe Gefühl haben
sie auch im Rektum oder im Becken.
Sie leiden an häufigem Nackenkopfschmerz.

*Verhalten:* Sie wollen alleine sein, aber nur wenn noch jemand an-
ders im Haus ist.
Es geht ihnen besser, wenn man sie dazu bringt, sich zu bewegen.
Sie haben eine völlige Abneigung gegen Sex.

## Die kleineren Mittel

Mit den folgenden Mittel behandle ich Fälle, denen mit den wichtigeren Mitteln nicht geholfen werden kann.

*Calcium carbonicum*
PMS mit gespannten Brüsten, Langsamkeit und Stauung im Bekkenraum sind häufige Symptome.

*Causticum*
PMS mit Reizbarkeit. Die Betroffenen betrachten die Zukunft mit großem Pessimismus. Wenn sie über ihre eigenen Probleme nachdenken, geht es ihnen schlechter.

*Graphites*
PMS mit Verstopfung, extremer Wasserrentention und dem Aufflammen von Hautirritationen.

*Nux vomica*
PMS bei ehrgeizigen Personen, die dazu neigen, Stimulantien zu benutzen. Sie haben ein sehr hitziges Temperament und können über alles und jedes in Streit geraten.

*Pulsatilla*
PMS bei im allgemeinen scheuen und ängstlichen Personen. Sie leiden an dauernd wechselnden Symptomen, die oft sehr ungewöhnlich sind. So können sie z. B. Kopfschmerzen haben, die sich nach einer sehr heißen Dusche bessern.

# Das Klimakterium

Das Klimakterium kann für viele Frauen eine traumatische Zeit bedeuten. Es ist das Ende ihrer Fruchtbarkeit und so eine Zeit der großen Veränderung. Der Hormonspiegel verändert sich, denn die Eierstöcke produzieren keine Eier mehr, die Knochensubstanz verringert sich (das kann zu Osteoporose führen), und die Frau muß sich psychisch an dieses Geschehen anpassen.

Der Hauptverantwortliche für diese Zeit der Veränderung scheint das Hormon Östrogen zu sein. Da es sich während des Klimakteriums verringert, kommt es zu Hitzewallungen, trockener Scheidenschleimhaut und Wundheit. Es besteht auch eine komplizierte Beziehung zwischen dem Calciumstoffwechsel und anderen Mineralien, was zu Knochenschwund und Osteoporose führen kann.

Wegen der großen Veränderungen im Leben einer Frau ist dieser Abschnitt auch eine Zeit, in der sich das Körperbild und das Selbstwertgefühl stark verändern. Die klimakterische Depression ist eine sehr häufige Erscheinung.

Die hormonelle Substitution ist eine sehr verbreitete Behandlungsmethode, wenn die Frauen ins Klimakterium und in die Menopause kommen. Sie verringert Probleme wie Hitzewallungen, eine wunde Scheidenschleimhaut und wirkt vorbeugend bei Osteoporose. Doch nicht alle Frauen vertragen diese Behandlung, und nicht jede möchte Hormone einnehmen.

Es gibt aber auch andere Mittel, die Frauen helfen, die Beschwerden des Klimakteriums und der Menopause zu verringern.

### Hören Sie auf zu rauchen!

Es ist wirklich nie zu spät, um damit aufzuhören. Obwohl man noch nicht genau weiß, weshalb, gibt es keinen Zweifel daran, daß das Zigarettenrauchen einen Risikofaktor für Herzerkrankungen, alle Krebsarten und Osteoporose darstellt.

**Machen Sie Übungen!**

Gemäßigte Bewegungen scheinen wertvoller zu sein als anstrengende Übungen. Hören Sie auf Ihren Körper, und überschreiten Sie Ihre Grenzen nicht. Was für eine Frau von 40 Jahren gut ist, kann für eine Fünfzigjährige zu anstrengend sein. Eine fünfzigjährige Frau kann z. B. zweimal pro Woche Tennis oder Golf spielen oder schwimmen. Eine gesunde Siebzigjährige kann einmal pro Woche Golf spielen, schwimmen oder einen flotten Spaziergang machen, während für eine Achtzigjährige zwei Spaziergänge pro Woche genug sind. Wenn Sie nicht wissen, was Sie sich zumuten können, sprechen Sie mit Ihrem Arzt.

**Ernährung**

Reichern Sie Ihre Ernährung mit zwei Faktoren an: mit Calcium und pflanzlichen Östrogenen.

*Calcium*

Eine vor kurzem abgehaltene Konferenz in Kopenhagen gab die Empfehlung heraus, daß Frauen im Klimakterium täglich 1000 bis 1500 g Calcium einnehmen sollten. Später, im reiferen Alter, genügen 800 bis 1000 mg täglich.

Um Ihnen eine Vorstellung vom Calciumgehalt der verschiedenen Nahrungsmittel zu geben, führe ich folgende Lebensmittel an: Ein halber Liter fettarme Milch enthält etwa 650 mg, ein Becher Joghurt (200 g) etwa 240 mg, 30 Gramm Cheddarkäse etwa 200 mg.

Es ist wichtig, nach der Menopause nicht mehr als täglich 1500 mg Calcium zu sich zu nehmen (außer natürlich Ihr Arzt verordnet es Ihnen), denn sonst könnten Sie Nierensteine bekommen.

*Pflanzliche Östrogene*

Seit den siebziger Jahren ist bekannt, daß einige Pflanzen, die auf der Weide wachsen und von Tieren gefressen werden, Östrogene enthalten. Es ist auch bekannt, daß einige Pflanzen natürliche Östrogene, die sogenannten Phytoöstrogene, enthalten.

1990 untersuchte ein australisches Team die Wirkung dieser natürlichen Pflanzenöstrogene an Frauen in der Menopause. Die Frauen bekamen zusätzlich Sojapulver, verschiedene Keime und etwas Leinsamenöl. Die Wirkung auf die Vaginalschleimhäute war sehr gut und mit einer verbesserten Östrogenproduktion zu vergleichen.
In diesem Zusammenhang sind die Sprossen verschiedener Hülsenfrüchte und Samen, die zunächst eingeweicht werden und dann zu sprießen beginnen, wie Sojabohnen und roter Klee, zu erwähnen.
Zusätzlich zu den Phytoöstrogenen sind Hülsenfrüchte auch gute Quellen für Protein, Vitamin B und C. Sie enthalten zudem kleinere Mengen an Eisen, Magnesium und Calcium.
Wenn man zwei- bis dreimal pro Woche anstelle von Fleisch Soja und einige Sprossen ißt, wie z. B. Linsen, dann können symptomatische Verbesserungen eintreten.

---

*Hülsenfrüchte sollten immer gekocht werden, um die toxischen Stoffe darin zu zerstören, sonst kann es zu einer schweren Gastroenteritis kommen!*

---

Die folgenden Mittel fand ich beim Klimakterium am hilfreichsten:

### Aurum metallicum
Häufige Hitzewallungen bei melancholischen Personen, die so depressiv werden, daß sie Selbstmordgedanken haben. Sie kritisieren andere und haben Temperamentsausbrüche. Konzentration verschlechtert ihren Zustand.

### Graphites
Lethargische Depression im Klimakterium mit verstärktem Appetit.

## Lachesis

Hitzewallungen, dem Gefühl des Aufgedunsenseins und Depression im Klimakterium bei geschwätzigen, eifersüchtigen, mißtrauischen Personen. Ein klassisches Mittel für klimakterische Depressionen.

## Sepia

Hitzewallungen, begleitet vom Gefühl des Herabziehens bei gleichgültigen, lethargischen Personen. Sie können aus sich herausgehen, wenn man sie dazu bringt, sich zu bewegen, z. B. zu tanzen.

## Sulfur

Depression, Schwitzen und häufige Hitzewallungen. Diese Typen wollen nicht stillsitzen, sondern lehnen sich an und lümmeln sich herum.

# 17. Schlechte Angewohnheiten

Alle Gewohnheiten haben ihre Wurzel in gelerntem Verhalten. Manchmal sind sie nicht schlecht, denn sie können einem nützlichem Zweck dienen. Wenn wir aber über schlechte Angewohnheiten sprechen, sind sie ästhetisch unschön, gesundheitsschädigend oder die Vorstufe zu anderen Störungen.

Viele Gewohnheiten beginnen ganz einfach und scheinen ziemlich harmlos zu sein. Die Eltern eines daumenlutschenden Babies denken sich nichts bei dieser Angewohnheit, denn das Baby hört auf zu schreien, wenn es sich mit seinem Daumen tröstet, und sie können länger schlafen. Wenn dieses Verhalten jedoch in der weiteren Kindheit oder sogar bis ins Teenageralter hinein beibehalten wird, wird es meist sehr schwierig, es den Kindern wieder abzugewöhnen.

Die Sache ist die, daß die meisten dieser Angewohnheiten zur zweiten Natur werden. Die Betroffenen nehmen nicht zur Kenntnis, daß sie etwas Unübliches tun. Der Versuch, sich solche Angewohnheiten wieder abzugewöhnen, ist schwierig, denn es hat sich schon eine Abhängigkeit aufgebaut. Obwohl es nicht immer sofort klar ist, hat eine Angewohnheit immer ein bestimmtes Ziel.

Im 5. Kapitel haben wir uns die verschiedenen Bewältigungsmechanismen angesehen. Auch Gewohnheiten sind ein Mittel, um mit etwas fertig zu werden. Das Kind, das am Daumen nuckelt, um sich zu trösten, und der Erwachsene, der Tabak und Alkohol braucht, spüren zumindest zu Beginn ein Nachlassen ihrer Spannungen. Diese Angewohnheit oder den gelernten Bewältigungsmechanismus aufzugeben, führt zu einem plötzlichen Stau von Spannungen und einer Explosion des Stresses.

Unglücklicherweise führt ein schwacher Bewältigungsmechanismus wie eine Angewohnheit, die über längere Zeit hinweg besteht, selbst zu Streß. Eine Gewohnheit aufzugeben ist nicht so einfach, wie es klingt. Eher als die Verbindung zur Person zu brechen, besteht das Risiko, die Person selbst zu zerbrechen. Sie wird mit einer Unzahl von Emotionen konfrontiert, bis der Heilungsprozeß abgeschlossen ist.

Viele Leute befürworten eine Radikalkur, in der dem Betroffenen seine Gewohnheit oder sein Suchtmittel ganz plötzlich entzogen wird. Unangenehme körperliche und psychische Reaktionen sind die Folge davon. Andere wiederum empfehlen ein allmähliches Aufgeben der Gewohnheit, um dem Körper die Gelegenheit zu geben, sein Verlangen zu verringern und die Entzugserscheinungen möglichst niedrig zu halten. Dabei wird auch das Vertrauen, daß man die Gewohnheit schließlich los werden kann, gestärkt. Im allgemeinen bevorzuge ich die letzere Methode, denn es scheint mir am logischsten zu sein. Es gibt aber Menschen, für die es am besten ist, ins kalte Wasser zu springen und eine Sache schnell hinter sich zu bringen. Verschiedene Persönlichkeiten haben eben verschiedene Bedürfnisse.

## Homöopathische Behandlung von Gewohnheiten

Wie zuvor erwähnt, bin ich für eine schrittweise Reduzierung der Gewohnheit. Um eine Angewohnheit zu beenden, empfehle ich eine Periode der Beobachtung, während der Betroffene feststellen soll, wie oft er diese Gewohnheit hat. Das kann sehr informativ sein, denn die meisten sind sich nicht dessen bewußt, was sie wirklich tun. Wie viele Zigaretten sie z. B. im Durchschnitt rauchen, wie viele Drinks sie konsumieren, wie oft sich jemand in der Nase bohrt, wie oft jemand auf seine Nägel beißt oder wie oft jemand seine Haare zwirbelt.

Nach der Beobachtungszeit wird ein Programm für eine realistische und allmähliche Reduzierung aufgestellt. Nehmen wir das Rauchen als Beispiel.

Zuerst sollte ein definitiver Nichtrauchertag festgesetzt und der tägliche Konsum reduziert werden. Im allgemeinen verfahre ich wie folgt:

Ich teile den Tag in Abschnitte von drei Stunden ein, z. B. von 7 bis 10, 10 bis 13, 13 bis 16, 16 bis 19, und von 19 Uhr bis zur Schlafenszeit.

Der Grund dafür ist, daß diese drei Stunden lang nur eine gewisse Anzahl von Zigaretten erlaubt ist. Es ist auch nicht gestattet, sich eine Zigarette aus einem anderen Abschnitt zu »leihen« oder eine weniger als vorgeschrieben zu rauchen, um sich zu einem anderen Zeitpunkt eine Zigarette mehr zu gönnen. Die Idee, die dahinter steckt, ist die, etwas Disziplin in die Gewohnheit zu bringen.

Wenn ein Raucher z. B. 20 Zigaretten pro Tag raucht, sollte er in der ersten Woche auch weiterhin seine 20 Zigaretten rauchen. Wichtig ist dabei jedoch, daß er nie mehr als 4 Zigaretten in einem Dreistundenabschnitt raucht. Wenn er sich dazu entschließt, einmal nur drei Zigaretten zu rauchen, hat er seinen Konsum schon um eine Zigarette verringert.

Es ist eine gute Sache, etwas zu haben, durch das man die Gewohnheit ersetzen kann. Im Fall des Rauchens empfehle ich, sich Karotten- oder Selleriestreifen in der Länge einer Zigarette zurechtzuschneiden und jedesmal daran zu knabbern, wenn einen das Verlangen nach einer Zigarette überkommt. Auch die Süßholzwurzel eignet sich gut dazu, und man kann sie bequem mit sich tragen.

Eine »Telefonseelsorge« ist eine ausgezeichnete Hilfe! Wenn Sie Freunde haben, mit denen Sie telefonieren können und denen es nichts ausmacht, wenn Sie eine Unterhaltung brauchen, auch wenn es mitten in der Nacht ist!

Seine Gewohnheiten umzustellen ist ebenfalls eine gute Sache.

Damit meine ich nicht, daß Sie umziehen sollen. Es ist aber nützlich, wenn Sie nicht gerade an die Orte gehen und nicht das tun,
was mit Ihrer Angewohnheit verknüpft ist. Gehen sie z. B. nicht in
die Bar, um einen Drink zu nehmen, und nicht in die Kantine, wo
jeder raucht, hören Sie auf, draußen zu rauchen, oder gestatten Sie
sich, nur an einem bestimmten Platz zu rauchen.

Schaffen Sie sich zusätzlich neue Interessensgebiete. Tun Sie etwas
Ausgefallenes! Tun Sie etwas, das Sie noch nie zuvor gemacht haben und das gar nicht zu Ihnen zu passen scheint. Wenn Sie Ihre
Gewohnheiten ändern, ändern Sie sich selbst – beginnen Sie mit
dem, was Ihnen gefällt.

Das Reduzieren sollte ganz langsam und allmählich vor sich gehen,
wenn es sich um eine langjährige Angewohnheit handelt. Wenn
jemand 20 Zigaretten täglich raucht, sollte er die Zahl Woche für
Woche reduzieren. In der ersten Woche darf er vier Zigaretten pro
Abschnitt rauchen, das sind 20 am Tag. In der zweiten Woche reduziert er um je eine Zigarette pro Abschnitt, das sind 15 pro Tag.
In der dritten Woche reduziert er wieder um eine Zigarette pro
Abschnitt, das sind 5 pro Tag. In der fünften Woche reduziert er
auf 2 Zigaretten pro Tag und zwar drei Tage lang, dann auf 1 Zi-
garette für drei Tage, und am letzten Tag hört er ganz mit dem
Rauchen auf.

Ein solches Programm hat recht gute Erfolgschancen, aber man
darf nicht schwach werden. Die Unterstützungen sind notwendig,
und alle nur mögliche Hilfe sollte noch einige Monate danach an-
genommen werden.

Bei einem Suchtgeschehen, wie bei Tabak und Alkohol, kann man
nie mit Gewißheit sagen, ob die Gewohnheit auch wirklich abgelegt wurde. Nehmen Sie einfach an, daß es so ist, und sagen Sie sich,
daß keine Notwendigkeit besteht, es zu testen, weil sie nicht länger
ein Teil Ihres Lebens ist.

Homöopathische Mittel sind kein einfacher Weg, um mit Gewohnheiten aufzuhören, aber sie können helfen, wenn sie richtig ge-

wählt sind. Ihr Anteil besteht eher darin, das Verlangen zu reduzieren, als die Tätigkeit zu stoppen. Vor allem ist die Willenskraft
des einzelnen gefragt.

**Einnahme der Mittel bei schlechten Angewohnheiten**
Man darf das Mittel nicht zu lange oder zu häufig einnehmen.
Wenn es das richtige ist, wird es helfen.
Ich gebe zu Beginn der Abgewöhnungszeit dreimal täglich 2 Tabletten der C30 für drei Tage. Das kann kurz vor dem letzten Tag
wiederholt werden oder etwa einen Monat nach der ersten Behandlung. Auch wenn kein Verlangen mehr da ist, sollte es einen
Monat danach noch drei Tage lang gegeben werden. (Siehe Einnahme der Mittel im 3. Teil)

# Alkoholsucht

Die Sicherheitsgrenze für Alkohol besteht nach neuen Schätzun-
gen bei 21 Einheiten pro Woche beim Mann und 14 Einheiten pro
Woche bei einer Frau. Als Einheit gilt ein Glas Wein oder ein
Viertelliter Bier.
Man weiß, das Alkoholismus oder die Abhängigkeit von Alkohol
ein Suchtproblem ist, das von psychischer und physischer Abhängigkeit gekennzeichnet ist. Wenn die Person nicht ihre reguläre
tägliche Dosis hat, kommt es zu körperlichen Entzugsbeschwer-
den, die extrem unangenehm sein können.
Die psychische Abhängigkeit ist jedoch die frühere, denn Alkohol
läßt Anspannungen schnell verschwinden. Ohne die übliche Dosis
kann die Anspannung sofort wieder auftreten.
Auf fünf süchtige Männer kommt eine abhängige Frau. Nach den
Angaben in der Fachliteratur hat jeder hundertste ein Alkoholpro-
blem. Die meisten Menschen, die sich mit dieser Materie befassen,
sind jedoch der Meinung, daß das eine Untertreibung ist.

## Aconitum

Bei extremer Angst und Furcht, wenn die tägliche Dosis entfällt.
Ein gutes Mittel, wenn das Probleme infolge eines Traumas oder
Schocks entstanden ist.

## Arsenicum album

Alkoholabhängigkeit bei ordentlichen, umständlichen Personen,
die trinken, um ihre Angst und Unruhe zu lindern. Für Frauen, die
dem Likör ergeben sind.

## Lachesis

Alkoholabhängigkeit bei geschwätzigen, mißtrauischen und eifersüchtigen Personen. Sie neigen dazu, den Barkeeper oder andere
Gäste ins Vertrauen zu ziehen.

## Nux vomica

Für hitzige, ehrgeizige Leute, die alle Arten von Stimulantien nehmen. Sie leiden unter zuviel Alkohol, zu reichlichem Essen und
Tabak und bekommen einen ausgeprägten Kater.

## Sulfur

Für dominante, »zerlumpte« Philosophen, die herumlungern und
sich herumlümmeln. Sie trinken alles und bekommen Saufanfäl-
le.

## Zincum metallicum

Für nervöse, zittrige Personen. Sie trinken, um ihre Nerven und
das Zittern zu beruhigen, doch ihr Magen verträgt keinen Alkohol.

Wenn Sie Ihren Alkoholkonsum reduzieren, müssen Sie genügend
Vitamine zu sich nehmen. Essen Sie zusätzlich viel frisches Obst
und Gemüse.

## Bettnässen

Bettnässen oder Enuresis nocturna ist ein häufiges Problem bei Kindern. Während des Schlafs geht Urin ab. Oft kommt es deshalb zu sehr starken Spannungen in der Familie. Der Betroffene hat Angst vor der Reaktion seiner Eltern, und die anderen Kinder der Familie leiden unter der dicken Luft.

Um die Kontrolle über seine Blase zu erlangen, braucht jeder einzelne eine bestimmte Zeit, die nicht verkürzt werden kann. Drei von vier Kindern werden im Alter von drei Jahren trocken, neun von zehn Kindern im Alter von fünf Jahren und weniger als fünf Prozent haben noch mit zehn Jahren Probleme.

Bei den meisten Kindern, die noch nicht trocken sind, zeigt das Bettnässen nur an, daß sie in dieser Hinsicht noch nicht so weit entwickelt sind, die Entwicklung auf anderen Gebieten ist jedoch normal. In weniger als fünf Prozent ist die Ursache des Bettnässens eine Erkrankung.

---

*Wenn ein Kind schon eine Zeitlang trocken ist und wieder einzunässen beginnt, sollten Sie einen Arzt aufsuchen.*

---

Im Laufe der Zeit wurden unzählige Behandlungsmethoden empfohlen. Die alten Ägypter gaben den Betroffenen am Abend Mäusepastete zu essen. Die Römer empfahlen, die Innenseite der Beine mit Nesseln zu schlagen. Und im Mittelalter dachte man sich eine geniale Aufweckmethode aus: Man band eine Kröte zwischen die Knie; wenn das Kind Wasser ließ, wachte die Kröte auf, und das Kind wurde sofort wach!

Das wichtigste dabei ist, verständnisvoll und beharrlich zu bleiben. Das bedeutet, daß das Kind sich nicht schuldig fühlen soll, es sollte nicht geschimpft, erpreßt, gehänselt oder bedroht werden.

Wenn das Kind zuvor noch keine Nacht hindurch trocken war, dann sagen Sie ihm, daß dieses Problem ganz häufig vorkommt und es nicht seine Schuld ist. Wenn es schon zur Schule geht, hilft es ihm wahrscheinlich, wenn sie ihm sagen, daß womöglich noch drei oder vier seiner Klassenkameraden dasselbe Problem haben. Auf keinen Fall sollten Sie Ihr Kind zu sich ins Ehebett nehmen, wenn es in sein eigenes Bett genäßt hat. Das verstärkt nämlich das Problem.

Das wichtigste ist, den Teufelskreis der Anspannung, Angst und Scham zu durchbrechen. So kann den meisten Kindern geholfen werden. Die folgenden Mittel können schnell helfen:

*Argentum nitricum*
Bettnässen bei Kindern, die vor allem möglichen Angst haben. Sie haben Erwartungsangst, schlafen schlecht und nässen das Bett ein.

*Belladonna*
Bettnässen als Folge von Infektionen (nicht nur bei Infektionen der Blase!). Unruhe während der Nacht.

*Equisetum*
Das klassische Mittel beim Bettnässen der Kinder. Meist haben sie einen lebhaften Traum oder Alptraum und nässen gleichzeitig ein.

*Pulsatilla*
Für ängstliche, weinerliche und schüchterne Kinder. Sie sind wechselhaft und lieber draußen.

## Nägelbeißen

Nägelbeißen kann ein sehr hartnäckiges Problem sein, das bei einigen Menschen beinahe das ganze Leben lang bestehen kann. Sie bemerken einfach nicht, daß sie es tun, und beneiden die anderen um ihre wundervoll gepflegten Fingernägel. Wenn sie unter Spannung stehen, knabbern sie oft so lange auf ihren Nägeln herum, bis sie bluten.

Es gibt viele Tinkturen und Lacke auf dem Markt, die manchmal helfen. Aber selbst ein unangenehmer Geschmack stört manche Nägelbeißer nicht.

Ich schlage meistens vor zu sehen, welche Nägel am zerbissensten sind, und verbinde die Nägel, die am wenigsten zerbissen sind vollständig. Meist sind das der Ringfinger und der kleine Finger. Dann erlaube ich dem Betroffenen, daß er auf den verbleibenden Nägeln nach Herzenslust herumbeißen kann. Jeden Abend darf er sich die verbundenen Nägel ansehen, dann werden sie wieder verbunden. Nach zwei oder drei Wochen wird der Verband vollständig abgenommen und statt dessen werden ein oder zwei andere Nägel verbunden. Dadurch kann der Betroffene sehen, wie schön es ist, gut gewachsene Nägel zu haben, die nicht abgebissen sind.

Die einzigen Nägel, an denen geknabbert werden darf, sind diejenigen, die nie verbunden worden sind. Nach weiteren zwei bis drei Wochen schließlich werden die übrigen Nägel verbunden, so daß gar keine Nägel mehr gebissen werden können. Wenn dieser letzte Abschnitt zu Ende geht, wird, mit etwas Glück, auch das Nägelbeißen vorbei sein.

Hier sind die wichtigsten Mittel:

*Ammonium bromatum*
Bei Reizung und Jucken an den Fingerspitzen und unter den Nägeln, das nur durch Nägelbeißen gelindert wird.

*Argentum nitricum*
Bei Erwartungsangst. Wenn diese Typen sehr angespannt sind, bekommen sie Durchfall und verlangen nach Schokolade und Nägelbeißen.

*Arum triphyllum*
Bei Typen, die an den Nägeln herumbeißen und -zupfen, bis sie bluten.

## Nase zupfen

Eine der unerfreulichsten Angewohnheiten. Daher ist sie den Versuch einer homöopathischen Behandlung wert. Sie beginnt meist in der Kindheit und kann das ganze Leben hindurch bestehen.

*Arum triphyllum*
Bei vielen Krusten in der Nase. Der Betroffene zupft an den Krusten, bis sie bluten.

*Cina*
Bei Jucken und Zupfen der Nase bei reizbaren, stets unzufriedenen Personen. Sie knirschen im Schlaf mit den Zähnen.

*Natrium carbonicum*
Bei Typen, deren Spannung nachläßt, wenn sie in der Nase bohren.

*Sulfur*
Für dominante, lässige Personen, die immer herumzappeln.

## Daumenlutschen

Entweder wird der Daumen oder ein anderer Lieblingsfinger geluscht. Die meisten Daumenlutscher hören spontan damit auf, bevor sie zehn Jahre alt werden.

*Arsenicum album*
Für ordentliche, saubere und umständliche Personen. Diese Angewohnheit scheint nicht zu ihrem ordentlichen Äußeren zu passen.

*Phosphorus*
Für künstlerische Daumenlutscher. Der Daumen juckt und ist heiß, Daumenlutschen bessert dies.

*Pulsatilla*
Daumenlutschen bei sanften, ängstlichen Personen, denen es draußen besser geht.

*Sulfur*
Für dominante Personen, die herumzappeln. Sie können ihre Angewohnheit im Zaum halten, schlafen aber trotzdem mit dem Daumen im Mund, auch wenn sie schon erwachsen sind.

# Rauchen

Zigaretten zu rauchen stellt die größte Bedrohung für die Gesundheit dar. Es kann tatsächlich jede nur mögliche Krebsart, Durchblutungsstörungen der Herzkranzgefäße, Schlaganfälle und chronische Erkrankungen der Atemwege verursachen. Ich empfehle unbedingt die Methode der schrittweisen Entwöhnung, die ich zuvor geschildert habe. Es gibt keine homöopathischen Mittel, die den einzelnen vom Rauchen abhalten können, aber das Verlangen verringert sich durch folgende Mittel:

*Arsenicum album*
Für saubere, umständliche und unruhige Personen, die diese Angewohnheit hassen, weil sie Schmutz hinterläßt. Wenn man sie darauf anspricht, sind sie sehr gereizt.

*Ignatia*
Für hysterische Personen, die viel Aufhebens von ihren Versuchen, sich das Rauchen abzugewöhnen, machen. Sie lassen jeden wissen, wie schwer es ihnen fällt.

*Nux vomica*
Für feurige Personen, die viel Stimulantien verwenden. Sie sagen, daß sie gerne rauchen, aber sie mögen den dauernden schlechten Mundgeschmack nicht; ebenso klagen sie über den dumpfen Schädel, den sie morgens haben.

*Sulfur*
Für dominante Personen, die herumzappeln und sich herumlümmeln. Sie sind schnell in der Lage, das Rauchen aufzugeben, wenn sie sich einmal dazu entschlossen haben, aber sie vermissen, daß sie mit den Händen herumspielen können.

## Betäubungsmittelsucht

In den sechziger Jahren waren Barbiturate und Amphetamine die üblichen Mittel gegen Angst, Streß und Schlaflosigkeit. Die meisten Ärzte hatten beträchtliche Bedenken gegen sie, und als in den siebziger Jahren die Benzodiazepine aufkamen, hielt man sie für eine sichere Alternative. Daher verlagerten sich die Verschreibungen ganz auf benzodiazepinhaltige Mittel.
Augenblicklich gibt es neun Benzodiazepine auf Krankenschein, weitere sind auf Privatrezepte erhältlich. Obwohl die Mittel entweder als Hypnotika (Schlafmittel) oder Anxiolytika (Beruhigungsmittel) verkauft werden, ist diese Unterscheidung irreführend. Die Wahrheit ist, daß alle Benzodiazepine sowohl Schlaf- als auch Beruhigungsmittel sind.
Man muß sagen, daß diese Mittel sehr wirksam bei Angst sind und daß sie den Schlaf verbessern, wenn man sie nur kurze Zeit einnimmt. Wenn sie jedoch zu lange (länger als zwei Wochen) eingenommen werden, entwickelt sich eine physische und psychische Abhängigkeit.
Das Hauptproblem mit der Langzeiteinnahme ist, daß diese Mittel

schläfrig machen und die Reaktionszeit verringern. Sie können die Stimmungslage und Wahrnehmungsfähigkeit verändern, und es kommt vor, daß sie die Beschwerden, derentwegen sie verordnet wurden, verschlimmern.

Wenn irgend möglich, sollte damit aufgehört werden. Der Entzug ist nicht einfach und sollte langsam sowie unter ärztlicher Aufsicht vorgenommen werden. Die Hilfe von Freunden und Menschen, die dasselbe Problem hatten, und die Unterstützung von Selbsthilfegruppen sind sehr wertvoll.

> *Unter gar keinen Umständen darf man ohne ärztliche Hilfe Beruhigungs- oder Schlafmittel plötzlich absetzen, denn die Folgen können sehr ernst und gefährlich sein.*

Homöopathische Mittel können helfen. Ich glaube, daß das Konstitutionsmittel der erste und beste Schritt ist. Wenn man es nicht leicht finden kann, forscht man nach, welche anderen Mittel sonst noch in Frage kommen.

*Arsenicum album*
Für umständliche, unruhige Personen, die an immer wiederkehrenden Störungen leiden.

*Calcium carbonicum*
Für langsame, gestaute Personen, deren Zustand durch körperliche und geistige Anstrengung verschlechtert wird.

*Capsicum*
Für mürrische Personen, die an Heimweh leiden. Sie können »scharf wie Pfeffer« sein. Sie verlangen nach Stimulantien und können leicht von Medikamenten abhängig werden.

*Ignatia*
Für hysterische Personen, die nach Trauer oder starken Emotionen krank werden.

*Nux vomica*
Für feurige, gereizte Personen, die alle möglichen Stimulantien verwenden.

*Sepia*
Für gleichgültige, melancholische Personen, die wieder munter werden, wenn man sie dazu bringt, sich zu bewegen.

## Zuckungen und nervöse Krämpfe

Nervöse Angewohnheiten wie Gesichtszuckungen, Seufzen und Stöhnen sind alle schwer zu behandeln. Eine nervöse Zuckung kann mehrmals pro Minute auftreten oder alle paar Minuten, wenn der Betroffene wach ist. Sie können das Leben völlig beherrschen. Versuche, damit aufzuhören, dauern meist nur kurzfristig an, führen aber immer zu großen Spannungen.
Ablenkung und das Kanalisieren der Energien in ein Geschehen, das die ganze Aufmerksamkeit erfordert, kann helfen.

*Aconitum*
Wenn es nach einem akuten Schock, Schreck oder Trauma zu Zuckungen kommt.

*Argentum nitricum*
Zuckungen bei ängstlichen Personen, die von einem Ereignis vor lauter Angst Durchfall bekommen. Die Zuckungen fallen mehr auf, wenn sie unter Druck sind.

*Arsenicum album*
Zuckungen bei sauberen, umständlichen, unruhigen Personen.

*Cuprum metallicum*
Nervöse Krämpfe und Zuckungen. Typisch ist ein kupfriger Mundgeschmack.

*Gelsemium*
Zuckungen und Zittern bei Angst oder akutem Streß. Die Betroffenen zittern wie ein Blatt, wenn sie sich fürchten.

*Phosphorus*
Zuckungen bei künstlerischen, kreativen Personen.

*Thuja occidentalis*
Zuckungen bei eiligen, sensiblen Personen, die zu fixen Ideen neigen. Sie haben die Tendenz zu Warzen.

*Zincum metallicum*
Zuckungen und Zittern bei langsamen, melancholischen Personen, die dazu neigen, alles zu wiederholen, was man ihnen sagt.

# 18. Schock, Trauma und Mißbrauch

Viele Störungen und Erkrankungen haben ihren Ursprung in einer Zeit großer Aufregungen, seien sie nun physisch, emotional oder eine Mischung aus beiden. Einige nehmen sogar an, daß eine traumatische Geburt allein schon einen solchen Schock verursachen kann und daß das Kind dadurch mit einem Gefühlsschaden auf die Welt kommt. Die ganze nachfolgende Entwicklung, was sie über sich selbst und ihre Umgebung lernen, kann fehlerhaft sein, weil sie auf ein wackeliges Fundament gebaut haben.

Andere frühe Verletzungen können Blockaden oder Schwingungsabweichungen im ätherischen Körper verursachen und zu emotionalen Problemen oder körperlichen Beschwerden führen. Wie wir heute sind, ist das Ergebnis von allem, was uns bis dahin zugestoßen ist.

Die orthodoxe Ansicht ist, daß Narben und frühere Erkrankungen eine Wirkung auf die körperlichen Funktionen haben. Körperliche Traumen können die strukturelle Integrität des Körpers beeinflussen und seine Funktionen stören. Psychische Schocks können unser Denken bestimmen. Keiner wird hier widersprechen.

Die Homöopathie geht noch weiter als das. Sie ist der Meinung, daß alles einen Einfluß auf den Menschen hat. Die Kompensationsmechanismen erlauben ihm jedoch weiterhin zu funktionieren. Während alte Infekte ausgeheilt sein mögen, hinterlassen sie doch häufig eine Erbschaft, eine Art Schatten des Problems. Ähnlich können emotionale Ausbrüche zwar überwunden werden, aber weiterhin eine Wirkung auf die Schwingung des Körpers haben. Diese Probleme kann man mit den Schichten von Perlmutt oder dem Häuten der Zwiebel vergleichen, wobei jede Schicht für ein Trauma, ein Ereignis oder eine Krankheit steht, die zum Gesamtbild dieser Person gehört.

Obwohl ich sie als individuelle Schichten beschrieben habe, sind es tatsächlich eher Schwingungsmuster als Schichten einer Muschel. Als solche wirken sie sich beständig aus, denn sie bilden eine »Einheit« mit der gesamten Persönlichkeit. Nicht nur das, sondern ein neuer emotionaler Angriff, ein Trauma oder ein Ereignis können plötzlich zu einer Veränderung des Schwingmusters führen, und eine Schwingungsschicht kann sich lösen, und frühere Probleme flackern wieder auf. Dieser Vorgang hat wiederum eine Auswirkung auf alle andere Schichten und bringt neue Symptome hervor.

Die Wahrheit ist, daß jeder Mensch ein kompliziertes Muster von miteinander verwobenen Schwingungen hat, das Ergebnis all seiner vergangenen physischen und emotionalen Erfahrungen.

Die Homöopathie kann äußerst hilfreich sein, um einem Menschen zu helfen, mit einem akuten emotionalen Schock, einem Schock nach einem körperlichen Trauma oder den tief verwurzelten Langzeitwirkungen von Schocks, Traumen und Mißbrauch aus der Vergangenheit fertig zu werden.

## Akuter Schock

Zu diesem Thema rechne ich auch die unguten Wirkungen von schlechten Nachrichten, persönlichen Tragödien oder ernste Angstzustände.

*Acidum phosphoricum*
Schock bei sanften, liebenswürdigen Personen. Es wird ihnen alles gleichgültig. Buchstäblich zu geschockt, um reagieren zu können. Infolge davon können sie erkranken.

## Aconitum

Unruhe, Aufregung und Panik bei akutem Schock. Infolge dessen kann sich Fieber entwickeln. Der altmodische Anfall von »Hirnfieber«, das auf einen emotionalen Schock folgt.

## Ignatia

Akute, hysterische Reaktion nach einem Schock. Symptome sind akutes Asthma, hysterische Hyperventilation oder eine Art »Anfall«.

## Lycopodium

Reizbarkeit und extreme Empfindlichkeit nach einem Schock. Diese Typen haben große Angst durchzudrehen und einen Zusammenbruch zu erleiden.

## Natrium muriaticum

Migräne mit hämmernden Kopfschmerzen und Zickzacksehen nach einem Schock. Der Betroffene kann in eine tränenreiche Depression verfallen, und Trost verschlechtert seinen Zustand. Diese Menschen wollen alleine gelassen werden, um ihre Gefühle herauszulassen.

## Opium

Schock, der zu Bewußtseinsverlust führen kann. Die Betroffenen können danach keine Dinge mehr festhalten.

## Phosphorus

Schock bei künstlerischen, kreativen Personen, die sehr empfindlich auf Stimmungen reagieren.

## Pulsatilla

Schock bei ängstlichen, scheuen Personen, denen es im allgemeinen draußen besser geht. Wenn sie einen Schock bekommen haben, müssen sie an die Luft gehen.

# Akuter Schock und physisches Trauma

Zu diesem Thema zähle ich die Schäden, die körperliche Verletzungen den Emotionen zufügen können.

*Aconitum*
Unruhe, Aufregung und Panik nach einem Trauma. Diese Personen können hohes Fieber haben.

*Arnica*
Man nennt dieses Mittel den »Heiler«. Ein wunderbares Mittel für Störungen nach allen Unfällen. Kann Schocks beseitigen, die noch Jahre nach dem Unfall bestehen.

*Carbo vegetabilis*
Ein großes Mittel bei ernstem Trauma und wenn der Betroffene sehr schwach ist. Ärztliche Hilfe ist ein Muß, aber eine Gabe dieses Mittels kann lebensrettend sein. Ein Mittel für das Handschuhfach oder den Medizinschrank.

*Hypericum*
Bei Schock mit verletzten oder erschütterten Nerven. Ideal für Finger, die in die Tür eingeklemmt sind, Augenverletzungen oder schlimme, tiefe Wunden.

*Opium*
Bei Schocks mit Bewußtseinsverlust. Die Betroffenen können danach keine Sachen mehr festhalten.

# Schock und Mißbrauch in der Vergangenheit

Eines der tragischsten und psychisch verletzendsten Dinge, die einem Menschen widerfahren können, ist der sexuelle Mißbrauch. Die Auswirkungen bestehen ein ganzes Leben lang, und alle möglichen Emotionen können aufflammen. Dies ist der klassische Fall von Mischformen der Gefühle.

Wahrscheinlich ist es wegen der Ungeheuerlichkeit des Traumas, der Verletzung des Körpers, dem Vertrauensbruch, der Angst, der Bedrohung und allem anderen, was mit diesem abscheulichen Verbrechen verbunden ist, eine Gnade, daß ein großer Teil der Erinnerung daran unterdrückt wird.

In Wirklichkeit aber können die Erinnerungen an das tatsächliche Geschehen (eventuell!) unterdrückt werden, die Auswirkungen nagen jedoch weiter am Opfer. Gewöhnlich ist Angst der Kern des Problems, zusammen mit Schuld, Verlust des Selbstwertgefühls, depressiven Episoden und möglicherweise auch selbstzerstörerischen Gedanken. Malen Sie sich das blanke Entsetzen aus, mit diesen Emotionen zu leben, ohne daß es eine offenkundige Erinnerung dafür gibt, weshalb das so ist. Sexueller Mißbrauch zerstört das Leben eines Menschen!

---

**Beim Verdacht sexuellen Mißbrauchs sollte medizinische Hilfe in Anspruch genommen werden.**

---

Homöopathie kann helfen. Arnica oder Aconitum lindern den aktuellen Schock. Die anderen Emotionen werden gesondert betrachtet und nacheinander behandelt. Wenn z. B. Schuld das vorherrschende Gefühl ist, dann ist das erste Mittel eines, das diesem Gefühlsmuster entspricht. Auch die Angst, sei sie speziell, freischwebend oder als Erwartungsangst spürbar, muß behandelt werden. Schließlich sollte auch die Depression ins Auge gefaßt werden.

Diese spezielle Problematik ist leider den meisten Gesellschaften bekannt. Sie ist schwer zu behandeln, und daher ist es notwendig, professionelle Hilfe in Anspruch zu nehmen.

## III. TEIL

# Einnahme der Mittel
# Materia Medica
# Therapeutischer
# Index

# Einnahme der Mittel

Es ist wichtig, an folgende Punkte zu denken, wenn Sie die homöopathischen Mittel in Tablettenform einnehmen.

- Die Tabletten sollten nicht in die Finger genommen, sondern vom Deckel der Dose in den Mund geschnipst oder mit einem Löffel genommen werden, denn der wirksame Teil der Tablette befindet sich nur an deren Oberfläche und nicht, wie bei einer gewöhnlichen Tablette, auch in der Tiefe.
- Nehmen Sie gleichzeitig zwei Tabletten, die geluscht werden müssen und nicht heruntergeschluckt werden dürfen.
- Nehmen Sie die Tabletten mit jeweils einer halben Stunde Abstand zu Tee, Kaffee, Mahlzeiten, Rauchen oder Zähneputzen.
- Die Mittel sind sehr lange haltbar. Lagern Sie sie nicht in der Nähe von stark riechenden Substanzen, am besten in der Schublade und weg von Parfum, Gewürzen, Duftmischungen und Mottenkugeln.

Ich empfehle zwei Potenzen, die C30 und die C200. Beide Potenzen können sie in einer Apotheke, die homöopathische Mittel führt, erhalten. Die C30 sollte für die meisten Probleme genügen. Die C200 ist eine höhere Potenz und hat wahrscheinlich eine intensivere Wirkung im Gefühlsbereich.

Wenn aus dem Studium der Materia Medica das Konstitutionsmittel offensichtlich hervorgeht, gibt man es in der C30 und zwar dreimal täglich 2 Tabletten zu Beginn von allen akuten Störungen.

Es darf nur drei Tage lang eingenommen werden! Wenn eine Verbesserung schon innerhalb dieses Zeitraums einsetzt, sollte das

Mittel sofort abgesetzt werden. Denken Sie nicht: »Ich nehme lieber noch etwas mehr, um ganz sicher zu sein.«! Es sollte nur dann wiederholt werden, wenn die Beschwerden wieder auftreten.

Wenn die Probleme mit dem Menstruationszyklus in Verbindung stehen, ist es am besten, die Mittel drei Tage nach dem Ende der Periode einzunehmen.

Das Konstitutionsmittel kann als zusätzliche Verstärkung auch jederzeit alle drei Monate drei Tage lang eingenommen werden.

Wenn eine hohe Potenz beständig zu lange (länger als drei Tage) eingenommen wird, besteht die hohe Wahrscheinlichkeit, daß eine Verschlimmerung der Symptome eintritt.

Tiefpotenzen, wie die C6, eignen sich weniger dafür, um emotionale Probleme zu behandeln, aber sie haben den Vorteil, daß man sie häufiger nehmen darf. Dennoch sollten Sie daran denken, damit aufzuhören, sobald eine Verbesserung eintritt. Nehmen Sie sie erst wieder, wenn die alten Beschwerden zurückkommen. Am besten eignen sie sich für die Behandlung der äußeren Schichten im Falle von vermischten Emotionen.

# Materia Medica

Hier werden alle Mittelbilder der im Buch erwähnten Mittel besprochen.

Wie Sie sehen, haben ich jedes Mittel mit folgenden Schwerpunkten aufgeführt: Gemüt, Modalitäten, Verlangen und Abneigungen, körperliche Merkmale, zusammen mit Erkrankungen und emotionale Tendenzen, wie im 3. Kapitel beschrieben. Charakteristische Symptome des betreffenden Mittels sind in Kursivschrift geschrieben, wie z. B. *Durst* bei Aconitum.

Die größeren Konstitutionsmittel sind mit einem Sternchen versehen.

Obwohl es noch zahlreiche andere Mittel gibt, die bei emotionalen Probleme helfen können, habe ich mich hier beschränkt, um das Buch nicht zu kompliziert zu gestalten. Gleichzeitig habe ich versucht, die meiner Erfahrung nach hilfreichsten Mittel aufzuführen.

### *Aconitum (Blauer Eisenhut)*

Ein gutes Mittel zu *Beginn der Erkrankung.* Nicht sehr gut bei chronischen Erkrankungen. Immer *unruhig.* Ausgeprägter *Durst. Prickeln, Taubheitsgefühl* der Extremitäten und innere, *brennende* Schmerzen.

*Gemüt:* Große Furcht und Angst bei jeder Erkrankung. Sagt seinen Tod voraus. Angst vor Tod, Dunkelheit und Gespenstern. Angst vor der Zukunft. Unruhig. Gute Vorstellungskraft. Glaubt, hellsehen zu können.

*Modalitäten:* Besser an frischer Luft. Schlimmer im warmen Zimmer. Schlimmer abends und nachts. Schlimmer beim Aufstehen aus dem Bett. Schlimmer durch trockenen, kalten Wind und Zugluft. Musik verschlimmert.

*Verlangen und Abneigungen:* Durst auf kaltes Wasser.

*Körperliche Merkmale:* Robuste Personen, mit rotem Gesicht.

*Erkrankungen:* Augenentzündungen. Fieberhafte Erkrankungen durch Schock, Angst, Zugluft und zuviel Sonne.

*Emotionen:* Panik. Agoraphobie. Phobien vor Dunkelheit, Tod und Gespenstern. Fixe Ideen, Zwanghaftigkeit. Wut mit Schock. Alkoholsucht. Nervöse Krämpfe und Zuckungen. Akuter Schock führt zu fieberhaften Erkrankungen, das altmodische »Hirnfieber«. Akuter Schock mit Trauma. Schlaflosigkeit und Alpträume.

**Acidum nitricum** *(Salpetersäure)*

Allgemeine *Schwäche*, wie bei allen Säuren. *Frösteln*. Splitterartige Schmerzen. Gefühle wie von *Splittern*.

*Gemüt:* Agitierte Depression. Verzweiflung. *Gleichgültigkeit.* Mißtrauen. Halsstarrigkeit. Reizbarkeit. Rachsucht. Empfindlich gegen Lärm, Schmerz und Berührung. Angst vor dem Tod. Schuldgefühl. Haß.

*Modalitäten:* Abends und nachts schlimmer. Schlimmer bei Wind. Feuchtigkeit verschlimmert. Schlimmer bei Donner. Bewegung bessert.

*Verlangen und Abneigungen:* Mag unverdauliche Sachen. Mag Salziges. Mag Fettes.

*Körperliche Merkmale:* Braune Augen. Dunkelhaarig. Dunkelhäutig. Risse um Nase und Mundwinkel.

*Erkrankungen:* Spannungskopfschmerzen. Mundgeschwüre. Halsentzündung mit Splittergefühl in der Kehle. Infektionen der Atemwege mit Stechen in der Brust. Abstoßend riechender Urin. Verstopfung. Analfissuren. Hämorrhoiden mit splitterartigen Schmerzen, noch lange nach dem Stuhlgang. Warzen, die stechen, bluten und jucken.

*Emotionen:* Agitierte Depression. Reizbarkeit. Rachsucht. Schuldgefühl. Haß.


## Acidum phosphoricum *(Phosphorsäure)*

Allgemeine *Schwäche* – zuerst geistig, dann auch körperlich. Folgen von Kummer, Enttäuschung oder Übertreibung.

*Gemüt:* Apathie. Gleichgültigkeit. Schlechtes Gedächtnis und Verwirrung nach einer Enttäuschung. Erkrankungen nach unterdrückter Wut oder unglücklicher Liebe. Krank infolge von Kummer. Sexuelle Ängste nach starken Emotionen.

*Modalitäten:* Anstrengung verschlimmert. Schlimmer nach dem Verlust von Körperflüssigkeiten, wie Durchfall, Schweiß, Blut. Enge Kleidung verschlechtert. Warmhalten bessert.

*Verlangen und Abneigungen:* Mag Säfte. Mag kalte Milch. Mag keine sauren Sachen.

*Körperliche Merkmale:* Wird früh grau oder kahl. Blaue Augenringe. Rissige Lippen. Blasse, erdfarbene Haut.

*Erkrankungen:* Augenentzündungen. Kummerfolgen. Allgemeine Erschöpfung und Schwäche. Nasenbluten. Rückenschmerzen zwischen den Schulterblättern. Blähungen oder sehr heller Durchfall.

*Emotionen:* Kummerfolgen. Gleichgültigkeit. Beschwerden nach unterdrückter Wut. Beschwerden nach unerwiderter oder unglücklicher Liebe. Sexuelle Probleme nach starken Emotionen. Chronisches Müdigkeitssyndrom. Akuter Schock.

### **Acidum picrinicum** *(Pikrinsäure)*

*Erschöpfung und muskuläre Schwäche.*

*Gemüt:* Mangel an Willenskraft. Lustlosigkeit.

*Modalitäten:* Schlimmer bei Anstrengung. Fühlt nach Anstrengung eine Schwäche aufsteigen.

*Verlangen und Abneigungen:* Appetitlos.

*Körperliche Merkmale:* Keine besonderen.

*Erkrankungen:* Schreiblähmung in den Fingern. Anämie. Nierenbeschwerden.

*Emotionen:* Chronisches Müdigkeitssyndrom. Anorexie und Appetitverlust nach Virusinfekten.

## Alumina *(Aluminium)*

Alumina ist ein großes Mittel bei Aluminiumbelastung. Allgemeine *Trockenheit* der Schleimhäute. *Schwäche* oder sogar *Lähmung* der Extremitäten. Allgemeine *Trägheit* aller Körperfunktionen.

*Gemüt:* Wechselnde Stimmungen, mit leichter Tendenz zur Melancholie. Angst, den Verstand zu verlieren. Gedächtnis- und Konzentrationsschwäche. Immer in Eile, auch wenn die Zeit langsam zu vergehen scheint.

*Modalitäten:* Schlimmer morgens. Schlimmer im warmen Zimmer. Kartoffeln verschlimmern. Besser in frischer Luft. Besser bei feuchtem Wetter. An einem Tag besser und am nächsten wieder schlechter.

*Verlangen und Abneigungen:* Ungewöhnliche Vorliebe für unverdauliche Dinge. Mag Tee und Kaffee. Mag Obst und Gemüse. Mag kein Fleisch. Mag keine Kartoffeln.

*Körperliche Merkmale:* Blaß, trocken mit rissiger Haut. Dünne Leute.

*Erkrankungen:* Trockene Augen. Trockene Schleimhäute der Atemwege, mit Husten, chronischem Katarrh und Heiserkeit. Kopfschmerzen an der Schädeldecke. Verstopfung mit harten, knotigen Stühlen. Trockene, rissige und juckende Haut. Jucken am Rücken. Taubheit, Schwäche und Lähmung der Extremitäten. Lähmungen.

*Emotionen:* Chronisches Müdigkeitssyndrom. Anorexie. Appetitlosigkeit.

## Ammonium bromatum *(Ammoniumbromid)*

Wenig mentale Symptome. *Trockener, krampfhafter Husten.*

*Emotionen:* Nägelbeißen. Jucken an den Fingerspitzen und unter den Nägeln. Wird durch Nägelbeißen gelindert.

## Ammonium carbonicum
*(Ammonicumcarbonat – Hirschhornsalz)*

Meist ein Frauenmittel. Gutgenährte Frauen, die viel sitzen. *Langsam in allem. Abneigung gegen Wasser – mag sich nicht waschen oder baden.*

*Gemüt:* Vergeßlich. Trübsinnig bei stürmischem Wetter. Traurig und weinerlich.

*Modalitäten:* Schlimmer abends. Schlimmer durch Waschen und Baden. Besser bei trockenem Wetter.

*Verlangen und Abneigungen:* Verstärkter Appetit auf fast alles.

*Körperliche Züge:* Abneigung, sich zu waschen. Rissige Mundwinkel.

*Erkrankungen:* Starke Menstruation. Tonsillitis und Drüsenschwellungen.

*Emotionen:* Chronisches Müdigkeitssyndrom. Postvirale Schwächezustände. Bulimie. Verstärkter Appetit.

## Anacardium orientale
*(Elefantenlaus – Summachgewächs)*

Nützlich bei *Gedächtnisverlust*. Reizbar und ärgerlich, schwört ohne Grund. Strenge moralische Vorstellungen mit *Schuldgefühl*. Neigung zu seltsamen Fixationen, wie z. B. der Vorstellung, aus zwei Personen zu bestehen oder besessen zu sein. Schnell beleidigt.

*Modalitäten:* Besser beim Liegen auf den schmerzenden Körperteilen. Reiben bessert. Essen bessert. Hitze verschlechtert. Waschen oder baden in heißem Wasser verschlechtert.

*Verlangen und Abneigungen:* Mag Milch und Milchprodukte.

*Körperliche Merkmale:* Blasses Gesicht. Blaue Ringe um die Augen.

*Erkrankungen:* Gefühl eines *Pflocks* im Rücken, den Ohren, der Nase. Magenbeschwerden, besser durch Essen. Starkes *Hautjucken*, verschlimmert die Gereiztheit. *Nachlassen aller Sinne.*

*Emotionen:* Besondere Fixationen und zwanghaftes Verhalten, besonders bei älteren Leuten. Gedächtnisschwäche. Überempfindlich, gereizt und ärgerlich. Grundloses Schwören. Haß. Schuldgefühl. Nervöse Erschöpfung.

## Apis Mellifica *(Honigbiene)*

Nützlich bei plötzlichen *Schwellungen* des Gewebes. *Brennende, stechende* und *pulsierende* Schmerzen. Sehr *berührungsempfindlich. Kein Durstgefühl.*

*Gemüt:* Apathie und Gleichgültigkeit. Angst vor dem Tod. Gedächtnisschwäche. Eifersucht. Weinerlich. Schwer zufriedenzustellen. Jammern. Ungeschickt.

*Modalitäten:* Schlimmer durch Hitze in jeglicher Form. Schlimmer durch Berührung und Druck. Schlimmer nach dem Schlaf. Besser durch kaltes Wasser und durch Entfernen der Zudecke.

*Verlangen und Abneigungen:* Verlangen nach Milch.

*Erkrankungen:* Nadelstechende Kopfschmerzen, schlimmer bei Bewegung. Augenerkrankungen mit Brennen und Stechen. Krampfartiger Husten. Hautjucken. Flecken wie bei einem Nesselausschlag. Akute Arthritis mit Stechen und Brennen. Harninkontinenz mit Stechen beim Wasserlassen.

*Emotionen:* Apathie. Gleichgültigkeit. Angst vor dem Tod. Eifersucht.


## * *Argentum nitricum (Silbernitrat)*

*Angst* und *Erwartungsangst.* Splitterartige Schmerzen.

*Gemüt:* Erwartungsangst. Schon Tage vor dem betreffenden Ereignis, der Verabredung oder dem Auftritt unruhig. Angst führt zu *Diarrhoe.* Angst vor dem Tod. Angst vor Höhe, Furcht vor dem Impuls, herunterspringen zu müssen. Angst vor Insekten und Spinnen. Klaustrophobie. Sexuelle Ängste. Fixe Ideen und seltsame Zwänge. Zwang, Dinge zu tun, die logisch erscheinen, aber von anderen für eigenartig gehalten werden. Hat immer das Gefühl, nie genug Zeit zu haben, immer in Eile.

*Modalitäten:* Schlimmer durch Hitze. Schlimmer nachts. Süßigkeiten verschlimmern. Schlimmer durch gefühlsmäßige Aufregungen. Konzentration verschlechtert. Aufstoßen bessert. Kalte Luft bessert. Druck bessert.

*Verlangen und Abneigungen:* Verlangen nach Süßigkeiten und Schokolade. Mag Salziges. Mag Käse.

*Körperliche Merkmale:* Dünne Leute. Paßt für extrovertierte Personen, die aus Angst vor Versagen ehrgeizig sind. Sie wundern sich über sich selbst, warum sie sich in gewisse Situationen bringen, vor denen sie eigentlich Angst haben und mit Zittern und Durchfall darauf reagieren.

*Erkrankungen:* Überanstrengung der Augen. Blähungen. Durchfall. Splitterartige Schmerzen vor allem im Hals. Angstzustände. *Kopfschmerzen* mit *Zittern*, schlimmer durch Konzentration. *Zittern* und Schwäche der unteren Extremitäten.

*Emotionen:* Erwartungsangst und Lampenfieber. Klaustrophobie. Angst vor Insekten und Spinnen. Angst vor dem Tod. Höhenangst. Sexuelle Ängste bei Männern. Impulsiv mit der Neigung, eigenartigen Impulsen zu folgen. Fixe Ideen. Bulimie. Vermehrter Appetit und Verlangen nach Schokolade. Bettnässen. Nägelbeißen. Nervöses Zucken.

## Arnica *(Bergwohlverleih)*

*Nach Verletzungen.* Wundes, geschwollenes Gefühl. Schock nach Verletzungen oder Unfall. Arnica, genannt der »Heiler«, ist ein gutes Erste-Hilfe-Mittel.

*Gemüt:* Gleichgültig. Gereizt. Vergeßlich und abwesend. Angst vor dem Tod. Bei Schmerzen *große Angst, berührt zu werden.* Sagt immer, daß es gut gehe, auch bei schlimmer Krankheit.

*Modalitäten:* Berührung verschlimmert. Bewegung verschlimmert. Feuchtigkeit verschlimmert. Alkohol verschlimmert. *Besser* beim Hinlegen.

*Verlangen und Abneigungen:* Mag saure Sachen. Mag Essig. Abneigung gegen Fleisch. Abneigung gegen Milch.

*Körperliche Merkmale:* Leichte Melancholie. Im allgemeinen stoische Gemütslage, Verharmlosung der Beschwerden und Unwille, zum Arzt zu gehen.

*Erkrankungen:* Alle Verletzungen. Beseitigt Schock nach einem Unfall oder einer Verletzung, auch wenn diese schon Jahre zurückliegt. Chronische Beschwerden aufgrund dieses Schocks können nach der Behandlung mit Arnica verschwinden.

*Emotionen:* Agoraphobie. Schlaflosigkeit – das Bett fühlt sich immer zu hart an. Akute Verletzung und Schock.

## * *Arsenicum album* (Weißer Arsenik)

Sehr ausgeprägte *Pingeligkeit. Periodizität* der Symptome: die Beschwerden kommen in regelmäßigen Intervallen. *Brennende Schmerzen.* Ausgeprägte *Unruhe. Frösteln.* Rechtsseitige Beschwerden.

*Gemüt:* Angst und Qual. Eventuell Hypochonder. Bei Krankheit Gefühl der Hoffnungslosigkeit, Gefühl, als ob nichts helfen könnte. Die Reaktion steht in keinem Verhältnis zur Erkrankung, daher sind sie gereizt. Müssen sich wegen der geringsten Beschwerden hinlegen. Unruhe und Aufregung. Agoraphobie. Angst vor Einbrechern, Tod und Gespenstern. Schnell erschöpft. *Ordentlich in allen Dingen.* Beinahe *zwanghaft.* Ihr Äußeres, ihre Kleidung, Haus und Garten sind gepflegt und »gestriegelt«. Durstig.

*Modalitäten:* Schlimmer bei feuchtem Wetter. *Schlimmer von Mitternacht bis 2 Uhr morgens.* Kälte, kalte Getränke und Speisen verschlimmern. Wärme bessert. Warme Getränke bessern.

*Verlangen und Abneigungen:* Mag Fettes. Trinkt gern in kleinen Schlucken.

*Körperliche Merkmale:* Ängstlich, blaß und dünn. Intelligente, perfektionistische Personen mit schnellem Verstand.

*Erkrankungen:* Hauterkrankungen, Psoriasis, Schuppen, Herzversagen, Erkältung des Kopfes mit wunder, roter Nase, wäßriger Schnupfen.

*Emotionen:* Angst und Unruhe. Agoraphobie. Angst vor Einbrechern, Tod, Dunkelheit und Gespenstern. Fixe Ideen und Zwanghaftigkeit. Hypochonder. Agitierte Depression. Trauerfolgen. Reizbarkeit. Eifersucht. Schuld. Schlaflosigkeit. Alkoholsüchtig. Daumenlutscher. Nikotinsüchtig. Nervöse Zuckungen.

### *Arum triphyllum* *(Zehrwurzel)*

*Saure, wundmachende Ausscheidungen.* Dieses Mittel hat nur wenige Gemütssymptome. Neigung, etwas zu tun, bis es blutet.

*Emotionen:* Nägelbeißen. Nasezupfen, Nasebohren, oft von schwächerem Nasenbluten gefolgt.

## Aurum metallicum *(Gold)*

*Beschwerden infolge von Kummer.* Frösteln. Bohrende Schmerzen.

*Gemüt: Mangel an Selbstvertrauen. Agitierte Depression*, möglicherweise sogar suizidgefährdet. Hypochondrisch. Fixe und zwanghafte Ideen über Selbstmord und Tod. Vertragen keinen Widerspruch. Reizbarkeit und Wut. *Kritisiert* alles und jeden. Mag alleine sein und will sich nicht unterhalten. Angst vor Geräuschen. Angst vor Menschen. Häufige Alpträume. Schuldgefühl. Haß.

*Modalitäten:* Schlimmer nachts. Schlimmer durch Konzentration. Schlimmer beim Aufwachen. Kälte bessert. Probleme im Winter.

*Verlangen und Abneigungen:* Verlangen nach Alkohol.

*Körperliche Merkmale:* Melancholisch, starrt herum.

*Erkrankungen:* Katarrh. Nasen- und Ohrenbeschwerden. Bohrende und reißende Schmerzen in Gelenken und Knochen. Hautgeschwüre.

*Emotionen:* Fixe und zwanghafte Vorstellungen über Selbstmord. Hypochondrisch. Agitierte Depression. Beschwerden nach Kummer. Überempfindlich. Schuldgefühl. Haß. Beschwerden nach unerwiderter Liebe oder Beziehungsschwierigkeiten. Anorexie. Appetitlos, verabscheut seinen Körper. Klimakterische Störungen oder postklimakterische Depression.

## * **Barium carbonicum** *(Bariumcarbonat)*

Häufig besteht eine *Vergrößerung der Drüsen*, Zysten, Lipome (Fettgeschwulste), Knoten und der Prostata bei Männern. Frösteln.

*Gemüt:* Gedächtnisverlust und Schwierigkeiten beim Denken. Neigung, über Probleme und vergangene Kümmernisse zu brüten. Angst, daß etwas geschehen könnte. Angst vor Fremden. Konfus.

*Modalitäten: Denken an die Probleme verschlimmert.* Waschen verschlimmert. Liegen auf der betroffenen Seite verschlimmert. Besser an frischer Luft.

*Verlangen und Abneigungen:* Kaltes Essen.

*Körperliche Merkmale:* Neigung zu Übergewicht. Trockene, faltige Haut.

*Erkrankung:* Kopfschmerzen, als ob sich das Gehirn lösen würde. Häufige Halsschmerzen mit vergrößerten Drüsen. Lipome und Zysten. Trockener Husten. Herzklopfen beim Liegen auf der linken Seite. Verstopfung mit harten, knotigen Stühlen. Hämorrhoiden, die beim Wasserlassen austreten. Häufiges Wasserlassen. Prostatabeschwerden.

*Emotionen:* Angst vor Fremden. Schwaches Gedächtnis. Verwirrtheit, besonders bei älteren Leuten.

## Belladonna *(Tollkirsche)*

*Hitze, Röte, Klopfen und Brennen.* Ein akutes Mittel. Durstlos. Die Beschwerden treten plötzlich auf. Rechtsseitige Beschwerden. *All dies kann die Folge einer schweren bakteriellen Infektion sein, daher muß ein Arzt zu Rate gezogen werden. Das ist besonders wichtig, weil so viele gefährliche Infektionen auf diese Art und Weise beginnen!*

*Gemüt:* Delirium. Ärgerlich oder wütend. Alle Sinne scheinen verstärkt. Schuldgefühl. Agitierte Depression.

*Modalitäten:* Schlimmer bei Berührung. Schlimmer durch Erschütterung. Lärm verschlimmert. Luftzug verschlimmert. Besser beim Aufsitzen. Besser im warmen Zimmer.

*Vorlieben und Abneigungen:* Mag kein Fleisch. Mag keine Milch. Schlimmer nach dem Haareschneiden. Schlimmer, wenn der Kopf kalt wird.

*Körperliche Merkmale:* Kräftige Personen. Wenn es ihnen gutgeht, sind sie lebhaft. Wenn sie krank sind, wie vor den Kopf geschlagen, scheinen ins Delirium zu kommen.

*Erkrankungen:* Alle plötzlichen Infektionen. Es kann als hilfreiche Zusatzbehandlung zur schulmedizinischen Therapie gegeben werden. Klopfende Kopfschmerzen.

*Emotionen:* Agitierte Depression. Reizbar mit schnellen Temperamentsausbrüchen. Wird rot im Gesicht. Schuldgefühl. Schlaflosigkeit mit unruhigen Beinen. Vaginismus.

## Bryonia *(Zaunrübe)*

*Trockenheit* zieht sich durch das ganze Mittelbild. Trockene Schleimhäute, trockener Mund, trockene Augen, trockener Husten und trockene, harte Stühle. Rechtsseitige Beschwerden. *Stechende und reißende Schmerzen:* Beschwerden nach Ärger. Exzessiver Durst.

*Gemüt: Reizbarkeit* und Ärger. Möchte alleine sein, wenn er krank ist. Schlechtes Gedächtnis. Angst vor dem Tod. Unruhe und Angst.

*Modalitäten: Jede Bewegung verschlimmert.* Schlimmer durch kalten Wind. Kälte bessert. Völlige Ruhe bessert. Alle Beschwerden bessern sich durch Druck, außer Bauchbeschwerden, die dadurch schlimmer werden. Besser durch Liegen auf der schmerzhaften Seite. Die Beschwerden beginnen mit dem ersten warmen Wetter.

*Körperliche Merkmale:* Dunkelhäutig und dunkelhaarig. Gut gebaut, nicht dick.

*Erkrankungen:* Kopfschmerzen, die splitterartig sind oder als ob der Kopf platzen würde. Arthritische und rheumatische Schmerzen, besser durch Ruhe. Verstopfung. Trockener Husten und Pleuritis.

*Emotionen:* Unruhe und Angst. Angst vor dem Tod. Reizbarkeit.

## Cactus grandiflorus *(Königin der Nacht)*

*Zusammenziehende Schmerzen wie in einem Schraubstock.* Die Beschwerden kommen *periodisch* oder in regelmäßigen Intervallen.

*Gemüt:* Melancholisch. Ängstlich. Die Schmerzen sind so stark, daß der Betroffenen schreien muß. Sexuelle Ängste.

*Modalitäten:* Schlimmer beim Liegen auf der linken Seite. Besser an frischer Luft. Besser durch Druck.

*Erkrankungen:* Kopfschmerzen wie in einem Schraubstock. Angina pectoris mit Schmerzen wie in einem Schraubstock. Herzklopfen beim Gehen.

*Emotionen:* Vaginismus.

## * *Calcium carbonicum*

*Frösteln.* Langsamkeit. Stauungen aller Art, von Herz, Lunge und Darm. *Weichheit.*

*Gemüt:* Unruhe und Angst. *Alle möglichen Ängste* – vor Dunkelheit, vor bevorstehendem Unglück und Tod. Angst vor Schlägen. Angst mit Herzklopfen, abends schlimmer. Lethargische Depression. Vergeßlich und konfus. Wissen nicht mehr, was sie gelesen haben, wenn sie das Buch oder die Zeitschrift abgelegt haben. Sie denken im allgemeinen langsam. Sie brüten über Problemen, oft zur Verzweiflung ihrer Freunde und Verwandten. Sie müssen weinen, wenn sie über ihre Probleme sprechen. Sie mögen keine Kritik oder deutliche Gespräche, denn sie machen ihnen angst. Eifersucht. Haß.

*Modalitäten: Anstrengung verschlimmert* – sowohl körperliche als auch geistige. Kälte jeglicher Art verschlimmert. Feuchtigkeit verschlimmert. Stehen verschlimmert. Verschlimmerung während des Vollmondes. Besser bei Trockenheit und warmem Wetter. Besser

durch Liegen auf der schmerzhaften Seite. Reiben bessert. Rük-
kenlage bessert.

*Verlangen und Abneigungen:* Mag kein Fleisch. Mag keine gekoch-
ten Speisen. Mag kein Fett. Mag keine Milch. Mag unverdauliche
Sachen. Mag Eier. Mag Salz. Mag Süßigkeiten.

*Körperliche Merkmale:* Schlaff, »soft«, kräftig. Schlaffer Händedruck, anstelle der Fingerknöchel sind Grübchen erkennbar, weil
das Gewebe so weich und käsig ist. Kalte und feuchte Füße.
Schwitzt am Kopf und an der Brust.

*Erkrankungen:* Chronischer Katarrh (Stauung). Nasenpolypen
(Stauung). Trockener Reizhusten (Stauung). Verstopfung (Stauung). Warzen. Adipositas. Rückenschmerzen.

*Emotionen:* Unruhe und Angst. Angst vor der Dunkelheit, dem
Tod und vor Wahnsinn. Hypochondrisch. Lethargische oder retardierte Depression. Eifersucht. Haß. Chronisches Müdigkeitssyndrom. Bulimie. Prämenstruelles Syndrom (PMS).

## Calcium phosphoricum *(Calciumphosphat)*

Spätes Zahnen in der Kindheit. Knochenbrüche heilen schlecht.
*Taubheitsgefühl* oder *kriechende Schmerzen.*

*Gemüt:* Schlechtes Gedächtnis. Gereizt. *Die Beschwerden beginnen nach unerwiderter Liebe.*

*Modalitäten:* Feuchtigkeit verschlechtert. Schlimmer bei Kälte und
Schnee. Besser bei Trockenheit und Wärme.

*Verlangen und Abneigungen:* Mag Salz und Salziges.

*Körperliche Merkmale:* Schmal gebaute Personen, die trotzdem untersetzt sein können. Gewöhnlich dunkel.

*Erkrankungen:* Knochenbeschwerden. Schlechte Heilung.

*Emotionen:* Beschwerden nach unerwiderter oder unglücklicher Liebe.

## Capsicum *(Cayenne Pfeffer)*

*Adipositas.* Wunden neigen zum Eitern. Brennende Schmerzen.

*Gemüt:* Gereizt. Reizbarkeit mit »pfeffrigem« Temperament. *Heimweh.*

*Modalitäten:* Waschen verschlimmert. Schlimmer, wenn sie sich nicht zudecken. Besser durch Wärme. Besser beim Essen.

*Verlangen und Abneigungen:* Verlangen nach allen Arten von Stimulantien. Durstig.

*Körperliche Züge:* Dicke, lethargische, unsaubere Personen. Neigung zu Flecken.

*Emotionen:* Reizbarkeit und Ärger. Heimweh. Mißbrauch von Stimulantien.

## Carbo vegetabilis *(Holzkohle)*

Chronische Beschwerden. Ein ausgezeichnetes Mittel bei großer Schwäche oder nach psychischem Schock.

*Gemüt:* Gedächtnisverlust. Angst vor Fremden. Angst vor geschlossenen Räumen.

*Modalitäten:* Schlimmer abends. Kälte verschlimmert. Besser durch Zufächeln von Luft.

*Verlangen und Abneigungen:* Mag kein Fett. Mag kein Fleisch. Mag keine Milch.

*Körperliche Merkmale:* Übergewicht, lethargisch und die Tendenz zum Aufgetriebensein. Hitzegefühl mit dem Bedürfnis, sich Luft zuzufächeln. Fleckige Wangen und eine rote Nase.

*Erkrankungen:* Extreme Erschöpfung mit Schock oder nach längerer Krankheit. Nasenbluten. Aufgetriebener Bauch und Verdauungsprobleme. Heiserkeit.

*Emotionen:* Klaustrophobie. Angst vor Fremden. Akuter Schock.


## * Causticum *(Ätzstoff Hahnemanns)*

*Brennende, berstende und reißende Schmerzen.* Progressive Schwäche, die zur Paralyse führt. Kontraktionen. Folgen von Trauer.

*Gemüt:* Angst vor Tieren, Dunkelheit, Tod, Gespenstern, Fremden und Auftritten. Zweifel an der Genesung. Angst im Dunkeln. Angst vor drohendem Verhängnis. Reizbarkeit. Verlust verursacht viele Erkrankungen. Mitleid mit anderen. Schlechtes Gedächtnis. Konzentration verschlimmert die Beschwerden.

*Modalitäten: Schlimmer durch kalten Wind.* Bewegung verschlimmert. Besser bei warmen, feuchten Wetter.

*Verlangen und Abneigungen:* Ekel vor dem Geruch von Speisen. Süßes verschlimmert. Kaffee verschlimmert.

*Körperliche Merkmale:* Wirkt zusammengebrochen, kränkliche »rheumatische« Personen mit dunklen Augen. Dunkles Haar.

*Erkrankungen:* Lähmungsartige Beschwerden, besonders wenn einzelne Nerven betroffen sind, wie z. B. bei einer Gesichtslähmung. Kontraktionen von Muskeln und Sehnen. Halsschmerzen durch Kälte. Reißende Schmerzen in Muskeln, Gelenken und Knochen. Beim Husten, Niesen, Lachen und bei Anstrengung geht unfreiwillig Urin ab. Hämorrhoiden. Warzen an Gesicht und an den Fingern.

*Emotionen:* Angestaute Emotionen. Angst vor Tieren, Dunkelheit, Tod, Gespenstern, Fremden, Auftritten. Folge von Kummer. Schuldgefühl. Beschwerden aufgrund von unerwiderter oder unglücklicher Liebe. Anorexie. Prämenstruelles Syndrom (PMS).

### Chamomilla *(Kamille)*

*Gemüt:* Reizbar und ärgerlich. Häufiges Jammern. Ungeduldig. Boshaft und bissig. Wütend durch Schmerzen.

*Modalitäten:* Hitze verschlimmert. Wut verschlimmert. Bei Kindern bessert Herumtragen. Besser bei warmem, nassem Wetter.

*Verlangen und Abneigungen:* Nichts kann zufriedenstellen. Übelkeit nach Kaffee.

*Körperliche Merkmale:* Eine Wange rot, die andere blaß. Sehr unruhig. Das Kind will immer umhergetragen und nicht niedergelegt werden.

*Erkrankungen:* Ohrenschmerzen, Zahnschmerzen, alle schmerzhaften Beschwerden bei schweren Infekten.

*Emotionen:* Wütend und gereizt. Überempfindlich auf alles.

## China officinalis *(Chinarinde)*

Ein Mittel bei *Schwäche* – aufgrund von Diarrhoe, Blutverlust, exzessivem Schwitzen und exzessivem Laxantienmißbrauch. (Verlust von Körperflüssigkeiten). *Periodizität* – die Beschwerden kommen oft jeden zweiten Tag. *Frösteln.*

*Gemüt:* Apathie. Gleichgültigkeit. Verzweiflung. Angst vor Tieren und Insekten. Verletzend bei entsprechender Stimmung. Im Kopf herumkreisende Gedanken verhindern das Einschlafen. Plötzliche, unerwartete Tränenausbrüche.

*Modalitäten: Schlimmer durch die leiseste Berührung.* Jeden zweiten Tag schlimmer. Schlimmer durch Verlust von Körperflüssigkeiten. *Druck bessert.* Besser beim Zusammenkrümmen. Frische Luft bessert. Wärme bessert.

*Verlangen und Abneigungen:* Mag keine Milch. Mag kein Obst.

*Körperliche Merkmale:* Hohläugig, blaue Ringe unter den Augen, die Lederhaut des Auges erscheint gelb (hat aber *keine Gelb-*

*sucht).* Diese Merkmale entwickeln sich nicht langsam, sondern sind immer vorhanden. Schwitzen um die Nase herum.

*Erkrankungen: Berstende Kopfschmerzen* und *empfindliche Kopfhaut, Druck bessert.* Spannungen im Bauch, Winde erleichtern nicht. *Tinnitus* (Ohrgeräusche) – berührungsempfindlich. *Taubheit* mit Tinnitus.

*Emotionen:* Angst vor Tieren und Insekten. Lethargische oder retardierte Depression. Reizbarkeit. Chronisches Müdigkeitssyndrom. Postvirale Schwäche oder Erschöpfung. Schlaflosigkeit. Bulimie nach einer Erkrankung mit Verlust von Körpersäften.

## *Cimicifuga (Wanzenkraut)*

Hauptsächlich ein Frauenmittel. *Muskel- und Krampfschmerzen.* Aufregung und Schmerz.

*Gemüt:* Eine Wolke der Depression scheint sich herabzusenken. Gefühl bevorstehenden Unheils. Hysterische Anfälle. Selbstzerstörerisches Verhalten.

*Modalitäten:* Schlimmer während der Periode. Schlimmer am Morgen. Kälte verschlimmert. Wärme bessert. Essen bessert.

*Vorlieben und Abneigungen:* Keine besonderen.

*Körperliche Merkmale:* Keine besonderen.

*Erkrankungen:* Gynäkologische Schmerzen verbunden mit Aufregung. Muskelschmerzen und »Rheuma«. Neuralgien.

*Emotionen:* Hysterische Depression. Selbstzerstörerische Anfälle. Hysterische Anfälle. Träume von bevorstehendem Übel. Depression nach unglücklichen Liebesgeschichten.

## Cina *(Zwitwerblüten)*

Meist ein Kindermittel. *Empfindliche Haut.*

*Gemüt:* Reizbar. Böse, will nicht berührt oder getragen werden.

*Emotionen:* Nasezupfen. Die Nase juckt, und das Kind findet keine Linderung, wenn es daran zupft. Zähneknirschen.

## Cocculus *(Kockelskörner)*

*Schwäche aufgrund von Schlaflosigkeit.* Gutes Mittel bei *Schwindel* und Reisekrankheit. Gefühl von *Hohlheit* in den betroffenen Körperteilen. Gefühl, als ob die betroffenen Körperteile *einschlafen* würden.

*Gemüt:* Launenhaft. Neigung zu tiefer Traurigkeit. Bricht in Singen aus. Spricht schnell. Besorgt wegen anderer. *Reagiert empfindlich auf Beleidigungen oder Widerspruch.* Denken und Konzentration fällt schwer, wie nach zu wenig Schlaf. Kann das richtige Wort nicht finden. Schuldgefühl.

*Modalitäten: Essen verschlechtert.* Übelkeit beim Geruch von Speisen, besonders bei Schwindelgefühl. *Schlimmer durch Schlafmangel.* Bewegung verschlimmert. Schlimmer durch emotionale Aufregungen.

*Vorlieben und Abneigungen:* Mag kaltes Bier. Mag bei Übelkeit nichts essen.

*Körperliche Merkmale:* Häufig Lahmheit, Paralyse oder Schwäche. Eventuell leicht behaart.

*Erkrankungen:* Schmerzhafte Kontraktionen der Extremitäten, besonders auf einer Körperseite. Taubheit, als ob die Glieder »einschlafen würden«. Gesichtslähmung. Beständige Schläfrigkeit mit krampfhaftem Gähnen.

*Emotionen:* Überängstlich wegen anderer. Schuldgefühl.

## Coffea (Kaffee)

*Überempfindlichkeit* bei Schmerzen. Jeder Schmerz erscheint unerträglich. Übermäßige Gehirnaktivität. Kopfbrummen. Neuralgien.

*Gemüt:* Reizbarkeit. Alle Sinne scheinen geschärft. Der Kopf brummt vor lauter Gedanken. Angst entsteht schnell und führt zu Unruhe und Qualen. Schlaflosigkeit wegen Kopfbrummen. Schuldgefühl.

*Modalitäten: Schlimmer durch alle exzessiven Emotionen* (Aufregung, Wut, Freude) Schlimmer durch starke Gerüche. Schlimmer an frischer Luft. Wärme bessert. Hinlegen bessert. Kaltes Wasser im Mund bessert.

*Körperliche Merkmale:* Große, schlacksige Personen mit der Neigung zur buckligen Körperhaltung. Dunkler Teint.

*Erkrankungen: Kopfschmerzen, als ob ein Nagel in den Kopf getrieben würde.* Herzklopfen bei Aufregung, übermäßiger Freude oder Wut. Überempfindliche Haut.

*Emotionen:* Schuldgefühl. Schlaflosigkeit oder Migräne nach unerwiderter Liebe.

## Colocynthis *(Koloquinte)*

Beschwerden nach *Ärger* oder *Entrüstung.* Intensive *Neuralgien. Krampfartige, schneidende, zusammenschnürende und spastische Schmerzen.* Quälende Bauchschmerzen, muß sich *zusammenkrümmen.* Die Beschwerden beginnen oft *linksseitig.*

*Gemüt:* Unruhe. Reizbarkeit. Ärgerlich, wenn man ihn fragt. Entrüstung. Schnell beleidigt.

*Modalitäten: Ärger verschlimmert.* Entrüstung verschlimmert. *Zusammenkrümmen bessert.* Harter Druck bessert.

*Vorlieben und Abneigungen:* Mag keinen Käse.

*Körperliche Merkmale:* Neigung zu Übergewicht. Unangenehm riechender Schweiß. Zusammengezogene Muskeln.

*Erkrankungen:* Neuralgien – hauptsächlich *linksseitig.* Ischias – linksseitig. Krämpfe, besser durch Liegen auf der betroffenen Seite mit hochgezogenen Beinen.

*Emotionen:* Reizbarkeit. Entrüstung. Beschwerden entwickeln sich nach unterdrücktem Ärger oder nach Ärger.

## Cuprum metallicum *(Kupfer)*

*Krampfende und zusammenziehende Schmerzen.* Die Beschwerden beginnen häufig *linksseitig.* Die Beschwerden sind immer *extrem stark. Kupfriger Mundgeschmack* – wie ein Kupferpfennig.

*Gemüt:* Angst vor Fremden. Schnell erschöpft. Muß sich am Laufen halten. Verwirrt, wenn er krank ist. Bekommt fixe Ideen. Verwendet oft die falschen Worte. Bosheit und Groll. Haß.

*Modalitäten:* Schlimmer abends und nachts. Kälte verschlimmert. Erbrechen verschlimmert. *Kalte Getränke bessern.* Besser, wenn er schwitzt.

*Verlangen und Abneigungen:* Mag kalte Getränke. Mag warmes Essen.

*Körperliche Merkmale:* Bläuliche Lippen. Klagt über einen schleimigen, metallischen, kupfrigen Mundgeschmack. Muß sich immer die Lippen lecken und züngelt wie eine Schlange.

*Erkrankungen:* Alle Arten von Krämpfen in Brust, Bauch, Extremitäten oder Neuralgien. Die Krämpfe beginnen häufig zuerst in den Fingern und Zehen. Übelkeit beim Trinken von kaltem Wasser.

*Emotionen:* Angst vor Fremden. Fixe Ideen. Haß. Nervöse Zuckungen.

## Equisetum *(Schachtelhalm)*

Nur wenig Gemütssyptome. *Ein ausgezeichnetes Mittel für bettnässende Kinder.* Bei Bettnässen, bei *Alpträumen* oder *nächtlicher Angst.*

## \* **Gelsemium** *(Wilder Jasmin)*

Das klassische Grippemittel. Alle Beschwerden sind von starker *Schläfrigkeit* begleitet und dem Bedürfnis, sich hinzulegen und zu schlafen. *Erschöpfung, Schwindel und Stumpfsinn. Zusammenziehende, berstende Kopfschmerzen.* Frösteln läuft die Wirbelsäule hinauf und hinunter. Beschwerden durch heftige Emotionen – Angst, Wut, Aufregung.

*Gemüt:* Will alleine sein. *Erwartungsangst* – schon Tage vor der Verabredung, dem Ereignis oder Treffen. Angst vor dem Tod und vor Auftritten. Reizbar. Verwirrung und Schläfrigkeit. Bei Krankheit keine Kontrolle über Muskeltätigkeit. Zittern und Schütteln vor starken Gefühlen.

*Modalitäten:* Feuchtes Wetter verschlimmert. Schlimmer vor einem Sturm. Starke Emotionen verschlimmern. *An die Beschwerden denken, verschlimmert.* Morgens schlimmer. Rückwärtsbeugen bessert. Ruhe bessert. Besser, wenn reichlich Urin abgegangen ist.

*Verlangen und Abneigungen: Durstlos.*

*Körperliche Merkmale:* Schwere Augenlider. Rotes Gesicht. Schwärzliches Gesicht.

*Erkrankungen:* Lähmungsartige Beschwerden. Migräne, häufig mit Hinterkopfschmerzen. Schwindel. Infektionen der Atemwege und die klassische Grippe, verbunden mit großer Schwäche. Erwartungsangst mit Durchfall.

*Emotionen:* Panik. Erwartungsangst. Unterdrückte Angst. Fürchtet sich vor Insekten, Spinnen und dem Tod und davor aufzutreten. Beschwerden nach Ärger. Nervöse Zuckungen.

## * Graphites *(Reißblei)*

Meist ein Frauenmittel. Hauterkrankungen – Wunden und Schnitte eitern. *Verstopfung* mit harten, knotigen Stühlen. *Frösteln. Haut- und Verdauungsbeschwerden wechseln sich ab.*

*Gemüt:* Ängstlich. Unentschlossenheit. Depression. Nervöse Unruhe. Furchtsam. *Weint bei Musik.* Hat das Gefühl von Spinnweben auf dem Gesicht. Schuldgefühl.

*Modalitäten:* Hitze verschlechtert. Bei Dunkelheit besser. Einwickeln bessert. Bei Ruhe besser. Essen bessert.

*Verlangen und Abneigungen:* Mag kein Fleisch. Mag keinen Fisch und keine Meeresfrüchte. Mag keine Süßigkeiten. Mag keine heißen Getränke.

*Körperliche Merkmale:* Übergewicht. Ungesunde Haut. Rotes Gesicht. Augenlider rot und geschwollen. Wunde Nase mit rissiger Haut. Schlechter Atem.

*Erkrankungen:* Gerstenkörner. Hauterkrankungen – alle Verletzungen heilen langsam und neigen zum Eitern. Trockene, rissige Haut um die Nasenflügel, Lippen und hinter den Ohren. Dicke, honigartige Absonderungen. Krusten. Probleme mit den Nägeln. Magen- und Verdauungsbeschwerden, besser durch Essen. Nasenbluten. Frostbeulen.

*Emotionen:* Lethargische oder retardierte Depression. Schuldgefühle. Bulimie und übermäßiger Appetit. Prämenstruelles Syndrom. Klimakterische Beschwerden und Depressionen in der Menopause.

## * *Hepar Sulfuris* (*Kalkschwefelleber*)

*Empfindlich auf alle Eindrücke* – Berührung, Schmerz und Kälte. *Schwitzt schnell* – tags und nachts, möchte trotzdem immer warm angezogen sein. Alle Hautleiden neigen dazu zu *eitern. Neigung zu Katarrh. Frösteln.* Splitterartige Schmerzen, besonders im Hals.

*Gemüt:* Bei der kleinsten Provokation gereizt. Überempfindlich, bis zur Raserei. Schnell beleidigt. Spricht schnell. Bei Wut überschäumend. »Alter Brummbär« Eventuell sehr nachtragend. Gewalttätig.

*Modalitäten:* Berührung verschlimmert. Schlimmer bei trockenem, kaltem Wind. Zugluft verschlimmert. *Besser bei nassem Wetter.* Kopfbedeckung bessert. Essen bessert.

*Verlangen und Abneigungen:* Mag Saures. Mag Essig. Mag Gewürze. Mag kein Fett.

*Körperliche Merkmale:* Riß in der Unterlippe. Schwitzt, will aber trotzdem warm angezogen sein. Der Schweiß riecht sauer und abstoßend. Die Ausscheidungen der Haut sind abstoßend.

*Erkrankungen:* Hauterkrankungen, die zu Entzündungen neigen. Wundliegen. Hautgeschwüre. Halsentzündung mit geschwollenen Drüsen. Augenentzündungen.

*Emotionen:* Reizbarkeit und Wut. Melancholie. Gewalttätig.

### Hyoscyamus *(Bilsenkraut)*

*Beschwerden durch unglückliche oder unerwiderte Liebe.*

*Gemüt:* Glaubt, daß er das Opfer einer Intrige ist. Geschwätzig und obszön. Exhibitionistisch. Kann sehr lächerlich sein. Kann über wirklich alles lachen. Angst vor Tieren. Zwanghaftes Verhalten, der klassische Zwang, sich die Hände zu waschen.

*Modalitäten:* Schlimmer nachts. Schlimmer beim Niederlegen. Essen verschlimmert. Vorbeugen bessert.

*Verlangen und Abneigungen:* Keine besonderen.

*Körperliche Merkmale:* Aufregung, Muskelzittern.

*Erkrankungen:* Husten. Schüttelkrämpfe. Zurückhalten von Harn (Harnretention).

*Emotionen:* Zwanghaftes Verhalten, besonders zwanghaftes Händewaschen. Angst vor Tieren. Mißtrauisch. Eifersüchtig. Schuldgefühl. Beschwerden durch unglückliche Leibe.


### Hypericum *(Johanniskraut)*

Ein großes Mittel bei allen Stich- oder Stoßverletzungen, wie eingetretene Nägel, Nadel, Splitter sowie eingeklemmte Finger und Zehen. *Krämpfe* nach Verletzungen. *Neuralgien.*

*Gemüt:* Melancholie. Depression nach Verwundungen, Verletzungen oder Operationen. Mag keine Höhe.

*Modalitäten:* Kälte verschlimmert. Schlimmer durch Feuchtigkeit. Schlimmer bei Nebel. Bewegung verschlechtert. Besser, wenn er den Kopf zurückbeugt. *Reiben bessert.*

*Verlangen und Abneigungen:* Durstig. Mag Wein.

*Körperliche Merkmale:* Keine besonderen.

*Erkrankungen:* Wunden, Stichwunden, Erschütterungen, Quetschungen. Steißbeinschmerzen. Hämorrhoiden, die empfindlich sind und bluten. Neuralgien.

*Emotionen:* Depression nach Quetschungen, Verwundungen oder Operationen. Schock und akute Nervenschädigungen oder Verletzungen.

## Ignatia *(Ignatiusbohne)*

Ein ausgezeichnetes Mittel für alle *Beschwerden nach Schock, Trauer oder Angst.* Die Beschwerden sind häufig *unerwartet* oder *widersprüchlich,* z. B. Halsschmerzen, besser beim Schlucken von fester Nahrung, Magenverstimmung, besser durch Essen, Fieber besser durch Warmhalten. *Frösteln.* Große Überempfindlichkeit auf Schmerzen. Klopfende, berstende, krampfartige Schmerzen.

*Gemüt:* Launenhaft – die Stimmung schwankt schnell und unerwartet. Wie ein Quecksilber: Von Freude zu Depression und Weinerlichkeit, extrem schneller Wechsel ohne Vorwarnung. Hysterische Depression. Beschwerden von Trauer. Sitzt und seufzt, auch wenn der Anlaß schon lange zurück liegt. Hypochondrisch. Schnell beleidigt. Eifersucht. Schuldgefühl.

*Modalitäten:* Morgens schlimmer. Schlimmer im Freien und in kalter Luft. Schlimmer nach dem Essen. Kaffee verschlimmert. *Besser während des Essens.* Lagewechsel bessert. Liegen auf den betroffenen Körperstellen bessert. Besser in der Wärme und in der Sonne.

*Verlangen und Abneigungen:* Mag keinen Brandy. Mag keinen Kaffee. Mag keinen Tabak. Mag Saures. Mag Essig und saure Speisen.

*Körperliche Merkmale:* Unwillkürliche Zuckungen um den Mund herum.

*Erkrankungen:* Kopfschmerzen, als ob ein Nagel in den Kopf getrieben würde. Krampfartige Schmerzen.

*Emotionen:* Fixe Ideen. Zwanghaftes Verhalten. Hypochondrisch. Hysterische Depression. Hysterische Beschwerden, z. B. Schluckbeschwerden, besonders nach einem Verlust. Diese Störung wird »Globus hystericus« genannt, wenn es schwerer fällt zu trinken, als feste Nahrung zu sich zu nehmen. Psychosomatische Beschwerden. Beschwerden durch Trauer. Reizbarkeit und hysterische Wutanfälle. Eifersucht. Schuldgefühl. Beschwerden durch unglückliche Liebe. Schlaflosigkeit, muß aber häufig gähnen. Nikotinsüchtig. Akuter Schock.


### Jodum (Jod)

Beschleunigter Stoffwechsel. Gewichtsverlust trotz guten Appetits. – *Dieses Symptom muß beachtet werden, suchen Sie den Arzt auf, um zu verhindern, daß eine ernste Erkrankung übersehen wird.*

*Gemüt:* Unruhe und Angst. Angst und Depression sind häufig gemischt. Selbstzerstörerische Neigungen. Selbstmordgedanken. Muß immer geschäftig sein.

*Modalitäten:* Ruhe verschlimmert. Wärme verschlimmert. Besser im Freien.

*Verlangen und Abneigungen:* Durstig. Heißhungrig.

*Körperliche Merkmale:* Gewichtsverlust. Wird schnell rot. Der Gaumen blutet schnell.

*Erkrankungen:* Arthritis. Infektionen der Atemwege. Taubheit bei Katarrh.

*Emotionen:* Unruhe und Angst. Aufgeregte Depression. Selbstzerstörerisches Verhalten und Selbstmordgedanken. Bulimie.

## * *Kalium phosphoricum* (Kaliumphosphat)

*Beruhigt die Nerven.* Große Erschöpfung. Allgemeine *Schwäche. Frösteln.* Gelbe Ausscheidungen. *Schmerzen im Nacken und der Brustwirbelsäule.*

*Gemüt:* Erwartungsangst. Furcht. Allgemeine Lethargie. Mag keine Menschen, obwohl er nicht gerne alleine ist. Verfällt leicht in Depressionen. Sehr nervös, *ängstlich* und schüchtern. Gereizt, wenn er aus seinem Schneckenhaus herauskommen muß oder in »die Ecke gestellt wird«. Alpträume. Verzagtheit. Schlechtes Gedächtnis und Konzentrationsschwäche, wenn er gestört wird. Angst vor einem *Nervenzusammenbruch.*

*Modalitäten:* Schlimmer bei Sorgen. Körperliche Anstrengung verschlimmert. Aufregung verschlimmert. Essen verschlimmert. Hitze bessert. Bewegung bessert.

*Verlangen und Abneigungen:* Mag eiskalte Getränke. Mag Süßigkeiten. Mag Saures.

*Körperliche Merkmale:* Dünn, blaß, sieht immer krank aus. Errötet, wenn er unter Druck steht. Schwitzt am Gesicht und auf dem Kopf. Schmerzen im Nacken.

*Erkrankungen:* Spannungskopfschmerzen. Schwindel vom Liegen. Tinnitus. Feuchter Husten mit gelbem Sputum. Erkältung mit gelbem Katarrh. Gelbe Durchfälle während des Essens. Zystitis mit gelbem Urin.

*Emotionen:* Panik. Erwartungsangst. Lethargische oder retardierte Depressionen. Postvirale Schwäche und Depression. Chronisches Müdigkeitssyndrom. Schlaflosigkeit mit Alpträumen und nächtlichem Erschrecken.

## * *Lachesis* (Klapperschlange)

Ein ausgezeichnetes Mittel während des Klimateriums und danach. Alle Hautbeschwerden sind *bläulich rot. Aufgedunsensein* – mag keine engen Kleidungsstücke oder etwas Enges um den Hals. *Brennen.* Überempfindlichkeit auf Berührung und Lärm. *Geschwätzig* – schweift beständig vom Thema ab. *Unruhe.* Linksseitige Beschwerden – wie Halsschmerzen, die links beginnen.

*Gemüt:* Hält sich für eine Sünderin. Morgens geht es ihr nie gut. Seit dem Klimaterium hat sie sich nie wieder gut gefühlt. Fixe

religiöse oder philosophische Ideen. Angst vor Einbrechern. Mißtrauen anderer und ihrem Partner. Eifersucht. Alpträume. Postklimakterische Depression. Wutanfälle – kann ziemlich giftig und ab-
sichtlich verletzend sein. Beschwerden nach Trauer.

*Modalitäten: Schlaf verschlimmert* – sie schläft sich immer in eine
Verschlimmerung der Beschwerden hinein. Berührung verschlimmert. Druck verschlimmert. Bewegung verschlimmert. Hitze verschlimmert. Heiße Getränke verschlimmern. *Schlimmer im Früh-
ling.* Schlimmer *bei bewölktem Wetter.* Warme Anwendungen
bessern. Ausscheidungen, wie Nasenbluten, bessern sich.

*Verlangen und Abneigungen:* Mag Kaffee. Mag Alkohol. Mag
Meeresfrüchte. Mag kalte Getränke.

*Körperliche Merkmale:* Bei Krankheiten bläuliches oder rötliches
Gesicht. Dünn bis abgemagert. Bei Wohlbefinden blasses Gesicht.

*Erkrankungen:* Halsentzündung – bläulich oder rötlich. Beginnt
auf der linken Seite. Der Schmerz ist viel stärker, als die Symptome
vermuten lassen. Asthma. Hitzewallungen. Typische, hämmernde
Kopfschmerzen; Druck und Schlaf verschlimmern. Wacht sogar
mit Kopfschmerzen auf. Herzklopfen, zusammenziehende Schmerzen und Völlegefühl. Krampfadern – sehr blau und geschwollen.
Hämorrhoiden – groß, bläulich oder rötlich.

*Emotionen:* Angst vor Einbrechern. Fixe Ideen. Mißtrauisch. Hysterische Depression. Beschwerden nach Trauer. Reizbarkeit und
Wut. Eifersucht. Wut oder Eifersucht nach unglücklicher Liebe.
Haß. Prämenstruelles Syndrom. Klimakterische Beschwerden und
postklimakterische Depression. Alkoholabhängigkeit.

### Lilium tigrinum *(Tigerlilie)*

*Gynäkologische Beschwerden.* Hitzegefühl bei allem.

*Gemüt:* Fühlt sich gequält. Aufgeregte Depression. Beständig weinerlich. Zwang, manchmal auf etwas zu schlagen oder Gegenstände zu werfen. Flucht und schwört. Obszöne Gedanken. Muß geschäftig sein, auch wenn sie nichts erreicht. Verstärktes sexuelles
Verlangen vor der Periode.

*Modalitäten: Trost verschlimmert.* Wärme verschlimmert. Besser
im Freien.

*Verlangen und Abneigungen:* Mag Fleisch. Durstig.

*Körperliche Merkmale:* Heller Typ mit Neigung zum Übergewicht.

*Erkrankungen:* Gynäkologische Beschwerden. Muß häufig Wasser lassen. Gefühl, als ob der Uterus herausfallen würde, besonders
während der Periode. Muß sich deshalb hinsetzen und die Beine
kreuzen. Häufiger Stuhldrang.

*Emotionen:* Agitierte Depression. Gleichgültigkeit. Prämenstruelles Syndrom.

### * Lycopodium *(Bärlappsporen)*

*Rechtsseitige Beschwerden.* Sieht immer älter und bekümmerter
aus, als er ist. Die Beschwerden verschlimmern sich zwischen 16
und 20 Uhr. Das Haar wird früh grau oder fällt aus. *Schneidende
und brennende Schmerzen. Frösteln.*

*Gemüt:* Mangel an Selbstvertrauen. Erwartungsangst vor Ereignissen, wenn es aber soweit ist, werden sie gut damit fertig. Sexuelle Ängste. Sensible Personen. Melancholie. Agoraphobie. Angst vor dem Alleinsein, vor Dunkelheit, Tod und Gespenstern. Mag keine fremden Leute treffen. Vergißt die Worte während des Schreibens. Gereizt beim Erwachen. Verärgert wegen Kleinigkeiten. Mag keinen Widerspruch.

*Modalitäten:* Hitze verschlimmert. Heiße Anwendungen verschlimmern. Überessen verschlimmert. Bewegung bessert. Besser, wenn unbedeckt. Kleine Mahlzeiten bessern.

*Verlangen und Abneigungen:* Mag warmes Essen und warme Getränke. Mag kein Fleisch, keinen Käse, keine Meeresfrüchte.

*Körperliche Merkmale:* Sorgenfalten auf der Stirn. Gesicht, Hals und Brust sind abgemagert, aber der Bauch ist gut genährt. Gebückte Haltung. Klagt, daß ein Fuß heiß und der andere kalt sei.

*Erkrankungen:* Migräne. Halsentzündungen, die rechts beginnen, warme Getränke bessern. Verdauungsbeschwerden, z. B. Blähungen, Magengeschwüre, Gallensteine. Nierensteine. Verhärtung der Arterien. Psoriasis. Unruhige Beine. Trockene Vagina.

*Emotionen:* Erwartungsangst. Unterdrückte Angst. Sexuelle Ängste, wie Angst vor Impotenz und vorzeitiger Ejakulation. Agoraphobie. Angst vor Dunkelheit, Tod, Menschenansammlungen und Auftritten. Reizbarkeit. Beschwerden nach unterdrückter Wut. Eifersucht. Chronisches Müdigkeitssyndrom. Akuter Schock mit Angst vor einem Nervenzusammenbruch.

## \* *Mercurius solubilis* (*Quecksilber*)

*Schwäche* und *Ermüdung* der Extremitäten. *Zittern* und *Stottern*. Infektionen mit Drüsenschwellungen. Alle Ausscheidungen sind *abstoßend*. Reichlicher, abstoßender *Schweiß*. Metallischer Mundgeschmack. *Empfindlich auf Temperaturschwankungen*. Brennende, schneidende Schmerzen.

*Gemüt: Denkt langsam*. Schlechtes Gedächtnis. Mißtrauisch. Angst, den Verstand zu verlieren. Angst vor Einbrechern.

*Modalitäten:* Schwitzen verschlimmert. Bettwärme verschlimmert. Schlimmer nachts. Feuchtigkeit verschlimmert. Schlimmer beim Liegen auf der rechten Seite.

*Verlangen und Abneigungen:* Mag kalte Getränke.

*Körperliche Merkmale:* Schlechter Atem. Schlaffe Zunge mit Zahnabdrücken. Schlechte Mundhygiene und schwammiger Gaumen. Schweißnasse Haut. Blasses, schmutziggraues Gesicht.

*Erkrankungen:* Halsentzündungen mit *Exsudat* und abstoßendem Atem. Wiederkehrende Mundbeschwerden. Hautgeschwüre. Wundliegen.

*Emotionen:* Angst vor Einbrechern. Chronisches Müdigkeitssyndrom und Erschöpfung.

## *Natrium carbonicum* (*Natriumcarbonat*)

*Erschöpfung und Schwäche, wenn es heiß ist*. Schwache Knöchel, die häufig umknicken.

*Gemüt:* Langsame Auffassungsgabe. Denken und konzentrieren fällt schwer. Melancholie. Macht sich Sorgen. Erschöpft nach geistiger Anstrengung. Überkritisch bei anderen.

*Modalitäten:* Musik verschlimmert. Hitze verschlimmert. Schlimmer bei Gewitter. Geistige Anstrengung verschlimmert. Zugluft verschlimmert. Schlimmer bei Wetterwechsel. Bewegung bessert. Nasezupfen bessert.

*Verlangen und Abneigungen:* Mag keine Milch.

*Körperliche Merkmale:* Sommersprossen, blaß, plump mit dicken Knöcheln.

*Erkrankungen:* Kopfschmerzen bei geistiger Anstrengung. Katarrh. Trockener Husten. Verdauungsbeschwerden, muß eilig zur Toilette. Nierenbeschwerden. Knickt die Knöchel um.

*Emotionen:* Chronisches Müdigkeitssnydrom. Überkritisch. Nasezupfen.

### * *Natrium muriaticum (Kochsalz)*

*Frösteln.* Zittern. Schnupfen beginnt mit häufigem Niesen. *Wunde, krampfende* und *hämmernde Schmerzen.*

*Gemüt:* Unterdrückte Angst. Agoraphobie. Angst vor Einbrechern und Gewittern. Heikel. Hypochondrisch. Agitierte Depression. Beschwerden durch *Trauer.* Möchte weinen, aber es kommen keine Tränen. Brütet über zurückliegende Kränkungen. Nachtragend. Gereizt wegen Kleinigkeiten. Mag kein Mitgefühl. Launisch mit wechselnden Stimmungen. Schuldgefühl. Haß.

*Modalitäten:* Schlimmer morgens. Schlimmer am Meer, in der Sonne, bei Gewitter.

*Verlangen und Abneigungen:* Verlangen nach Salz. Mag kalte Getränke. Mag kein Brot.

*Körperliche Merkmale:* Landkartenzunge. Rissige Unterlippe. Fettige Haut und feine, fettige Haare. Dünner Körperbau und dünner Hals trotz guten Appetits.

*Erkrankungen:* Fieberbläschen. Mundgeschwüre. Erkältungen und Infektionen der Atemwege. Depression nach Trauer oder Schock. *Hämmernder Kopfschmerz;* zuvor *Zickzacksehen.* Herzklopfen. Warzen an Händen und Fingern. Kann kein Wasser lassen, wenn jemand dabei ist.

*Emotionen:* Unterdrückte Angst. Agoraphobie. Angst vor Einbrechern. Angst vor Gewittern. Hypochondrisch. Agitierte Depression. Folgen von Trauer. Reizbarkeit. Wutanfälle. Schuldgefühl. Depressionen oder Beschwerden nach unglücklicher Liebe. Haß. Anorexie. Prämenstruelles Syndrom. Akuter Schock.

## Nux vomica *(Brechnuß)*

Hauptsächlich ein *Männermittel.* Frösteln. Überempfindlich – auf Lärm, Licht und Gerüche. Folgen von *zuviel Alkohol,* reichlichem Essen, Kaffee, Tee, usw. *Brennende, schneidende* und *berstende Schmerzen.*

*Gemüt: Heikel.* Streitsüchtig. Mag keinen Widerspruch. Mag nicht angefaßt werden. Immer in Eile. Kritisiert andere, findet immer einen Fehler. Angst vor Insekten und Spinnen. Angst vor dem

Tod. Hypochonder. Agitierte Depression. Eifersucht. Schuldgefühl.

*Modalitäten:* Schlimmer morgens. Schlimmer bei windigem Wetter. Schlimmer zwei Stunden nach dem Essen. Schlimmer an frischer Luft. Schlimmer in der Sonne. Besser am Abend. Schlaf bessert. Besser bei feuchtem, nassem Wetter. Druck bessert.

*Verlangen und Abneigungen:* Mag Fettes. Mag reichhaltiges Essen.

*Körperliche Merkmale:* Dünne Personen. Personen, die viel sitzen und Gesellschaft, gutes Essen und Wein lieben. Immer in Eile. Ehrgeizig.

*Erkrankungen:* Wiederkehrende Kopfschmerzen und Migräne. Magenbeschwerden – Sodbrennen und schlechte Verdauung. Gastritis von zuviel Essen. Folgen von zuviel Alkohol. Schluckauf. Hernien. Hexenschuß. Verstopfung.

*Emotionen:* Angst vor dem Tod. Angst vor Insekten und Spinnen. Hypochonder. Aufgeregte Depression. Reizbarkeit. Wutausbrüche. Eifersucht. Schuldgefühle. Verdauungsbeschwerden nach unglücklicher Liebe. Schlaflosigkeit. Prämenstruelles Syndrom. Alkoholabhängigkeit. Nikotinsucht.

**Opium** *(Opium)*

*Schmerzlosigkeit. Extrem schläfrig, ohne jede Erinnerung an Träume. Schwitzt schnell.*

*Gemüt:* Mag gar nichts. Bewußtseinsverlust. Versteht die Situation nicht. Delirium.

*Modalitäten:* Hitze verschlimmert. Schlimmer während und nach dem Schlaf.

*Verlangen und Abneigungen:* Appetitverlust.

*Erkrankungen:* Inaktivität ist das Schlüsselwort: Der Darm ist inaktiv, der Harnapparat, das Nervensystem! Daher Verstopfung, Harnverhaltung und Lähmung.

*Emotionen:* Panik, als ob man am Boden festgewachsen wäre und weder denken noch sich bewegen kann. Akuter Schock, körperlich oder geistig.

## * *Phosphorus* (Phospor)

*Übersensibilität* aller Sinne. Neigung zu hellroten Blutungen. *Brennende Schmerzen.* Die Beschwerden kommen und gehen plötzlich. Geringe Widerstandskraft gegen Husten, Erkältungen und gastritische Infekte. Schwitzt schnell bei Anstrengung oder morgens, besonders an der Oberlippe. *Frösteln.* Emotionen führen zu *Fieber.*

*Gemüt:* Künstlerisch und kreativ. Intelligenz und Vorstellungskraft. Übersinnlich oder hellsehend. Schnell ärgerlich, aufbrausend. Angst vor allem, was krabbelt und kriecht, vor Gewittern, Einbrechern, Dunkelheit und Tod. Unterdrückte Ängste. Fixe Ideen. Aufgeregte Depression. Gleichgültigkeit. Apathie. Große Müdigkeit. Mag Mitgefühl. Zeigt anderen Mitgefühl. Braucht beständigen Zuspruch. Mag keinen Widerspruch. Haß.

*Modalitäten:* Essen bessert, muß nachts etwas essen. Im allgemeinen besser durch Wärme, nur der Kopf wird durch Kälte besser. Besser durch Reiben.

*Verlangen und Abneigungen:* Mag Salz. Mag Gewürze. Mag Saures. Mag kalte Getränke, die erbrochen werden, wenn sie im Magen warm geworden sind. Schlechter durch Liegen auf der linken Seite.

*Körperliche Merkmale:* Groß und schlank. Braune Augen mit langen Wimpern. Blasse Haut und dunkles Haar oder rothaarig und sommersprossig. Schwitzt an der Oberlippe.

*Erkrankungen:* Grüner Star. Gerstenkörner. Blutungen und Quetschungen. Schwindel. Berstende Kopfschmerzen. Wiederkehrende Entzündungen der Atemwege. Trockener Husten. Fieber oder Beschwerden nach starken Emotionen oder Aufregung.

*Emotionen:* Unterdrückte Ängste. Angst vor Einbrechern, Dunkelheit, Gespenstern, Gewittern und Tod. Fixe Ideen über Gesundheitszustand. Aufgeregte Depression. Reizbarkeit. Haß. Schlaflosigkeit und Alpträume. Daumenlutschen. Nervöse Zuckungen. Akuter Schock.

## Platinum *(Platin)*

Hauptsächlich ein Frauenmittel. *Taubheitsgefühl und Kälte.*

*Gemüt:* Arrogant. Verachtet andere. Reizbarkeit. Zittern. Will andere verletzen – körperlich oder geistig.

*Modalitäten:* Schlimmer durch Sitzen. Schlimmer beim Stehen. Abends schlechter. Spazierengehen bessert.

*Verlangen und Abneigungen:* Keine besonderen.

*Erkrankungen:* Kopfschmerzen nach allen lang dauernden Emotionen. Bauchkoliken. Taubheitsgefühl mit Schmerz.

*Emotionen:* Arroganz. Reizbarkeit. Zittern.

## * *Pulsatilla* (Kuhschelle)

Meist ein *Frauenmittel. Frösteln. Wechselhafte* und *widersprüchliche Symptome:* Kein Krankheitsanfall ist wie der andere, die Beschwerden ändern sich von Stunde zu Stunde in widersprüchlicher Art und Weise. Schwitzt seitlich im Gesicht. *Ohne Durst.*

*Gemüt:* Sanft und mild. Weint schnell – aus Angst, Elend oder Freude. Lacht leicht. Eher ruhig. Unterdrückte Ängste. Klaustrophobie. Angst vor Dunkelheit, Tod, Gespenstern und Höhe. Angst vor dem anderen Geschlecht. Fixe Ideen. Zwanghaftes Verhalten. Mag Mitgefühl. Mißtrauisch. Reizbar, wenn gekränkt. Religiöse Natur. Glaubt, viele Sünden begangen zu haben. Hysterische Depression. Eifersucht. Schuldgefühl.

*Modalitäten:* Schlimmer in stickiger Luft. Hitze verschlimmert. Besser beim Aufstehen und Sichbewegen, außer bei Krankheit. Dann bessert bequemes Liegen im Bett. Besser nach dem Ausweinen. Besser an der frischen Luft. Mitgefühl oder Trost bessert. Bewegung bessert.

*Verlangen und Abneigungen:* Mag nichts Fettes. Mag kein schweres Essen.

*Körperliche Merkmale:* Mädchenhafte Erscheinung, auch in schon höherem Alter. Hellhaarig. Blaue Augen. Neigung, dick zu werden.

*Erkrankungen:* Gerstenkörner. Katarrhe. Krampfadern. Inkontinenz. Reizdarm. Hautprobleme.

*Emotionen:* Unterdrückte Angst. Klaustrophobie. Angst vor Dunkelheit, Tod, Gespenstern, Höhe und dem anderen Geschlecht. Fixe Ideen. Zwanghaftes Verhalten. Hysterische Depression. Folgen von Kummer. Eifersucht. Schuldgefühl. Bulimie und Freßanfälle. Prämenstruelles Syndrom. Bettnässen. Daumenlutschen. Akuter Schock.

## Rhododendron *(Alpenrose)*

Ein ausgezeichnetes Rheumamittel. *Immer schlimmer vor einem Sturm. Reißende Schmerzen* im Nacken und im Rücken.

*Gemüt:* Angst vor Sturm. Angst vor Donner. Im allgemeinen schlechtes Gedächtnis. Vergeßlich. Aufgeregte Depression.

*Modalitäten:* Schlimmer vor einem Sturm. Alle Beschwerden kehren bei schlechtem Wetter zurück. Besser, wenn sich der Sturm gelegt hat. Wärme bessert. Essen bessert. Bewegung bessert sofort.

*Verlangen und Abneigungen:* Keine besonderen.

*Körperliche Merkmale:* Keine besonderen.

*Erkrankungen:* Kopfschmerzen, Augenschmerzen, Zahnschmerzen, stechende Schmerzen in der Brust, alles schlimmer vor einem Sturm. Arthritis, schlimmer vor einem Sturm. Neuralgische Schmerzen im Gesicht und in den Zähnen.

*Emotionen:* Angst vor Gewittern. Aufgeregte Depression.

### Rhus toxicodendron *(Giftsumach)*

Ein großes Mittel bei *Rheuma und Hautproblemen. Reißende Schmerzen.* Meist *rechtsseitig.* Beschwerden, wenn man während des Schwitzens naß oder kalt geworden ist. Auch wenn diese Ursache schon Jahre zurückliegt und immer noch Beschwerden bestehen. *Unruhe*, muß seine Lage häufig wechseln. Schmerzen schlimmer bei Beginn der Bewegung, besser nach längerer Bewegung. Steifigkeit nach Beginn der Bewegung, besser nach längerer Bewegung.

*Gemüt:* Melancholisch. Ängstlich bei Nacht. Denkt an Selbstmord. Glaubt, vergiftet zu werden. Haß.

*Modalitäten:* Schlimmer während des Schlafs. Naßkaltes Wetter verschlimmert. Schlimmer nachts. Schlimmer beim Liegen auf dem Rücken. Schlimmer beim Liegen auf der rechten Seite. Wärme bessert. Spazierengehen bessert. Lagewechsel bessert. Reiben bessert. Dehnen bessert.

*Verlangen und Abneigungen:* Mag Milch. Immer durstig.

*Körperliche Merkmale:* Dreieckiger, roter Fleck an der Zungenspitze.

*Erkrankungen:* Kopfschmerzen nach Zugluft oder Kälte. Augenentzündung nach Nässe. Schmerzende Gelenke, besser durch Bewegung. Rückenschmerzen und Hexenschuß. Verzerrungen und Verstauchungen. Ischialgie. Hautprobleme mit Bläschen. Fieberbläschen. Gürtelrose.

*Emotionen:* Fixe Ideen, besonders die, vergiftet zu werden. Haß.

## Sabadilla *(Sabadillsamen)*

*Verfroren.*

*Gemüt:* Ängstlich. Bizarre Vorstellungen vom eigenen Körper. Überzeugt, krank zu sein.

*Modalitäten:* Kalte Getränke verschlechtern. Schlimmer bei Vollmond. Warmes Essen bessert.

*Verlangen und Abneigungen:* Mag Süßigkeiten. Mag heiße Speisen und Getränke.

*Körperliche Merkmale:* Rote Augenlider. Trockene Haut. Zittrig.

*Erkrankungen:* Häufige Erkältungen. Magenkrämpfe. Heuschnupfen und Schnupfen. Linksseitige Halsentzündungen.

*Emotionen:* Verändertes Körperbild. Bulimie.


## * Sepia *(Tintenfisch)*

Meist in *Frauenmittel. Gefühl des Herabziehens*, als ob der Uterus vorfallen würde. Kreuzt die Beine, um dieses Gefühl loszuwerden. Sehr depressiv und zurückgezogen, wird *durch Anstrengung, vor allem durch Tanzen, wieder zum Leben erweckt. Verfroren*, aber auch Hitzewallungen sind häufig. *Brennende oder klopfende Schmerzen.*

*Gemüt: Langsamkeit.* Gleichgültig Freunden gegenüber. Lethargische Depression. Müdigkeit und Schwäche. Aggressiv zu Freunden. Reizbar und leicht beleidigt. Weinerlich. Fühlt sich überfordert. Möchte alle Verpflichtungen loswerden. Möchte sich ausweinen. Mag kein Mitgefühl und keinen Trost. Mag keine Gesellschaft, aber haßt es, alleine zu sein. Vermeidet Menschenansammlungen. Grollt gegen Menschen, die sich einmischen und viel Aufhebens von ihnen machen. Angst vor Krankheiten und fixe Ideen über Krankheiten.

*Modalitäten:* Tabakrauch verschlimmert. Schlimmer vor einem Sturm. Zuviel sitzende Arbeit verschlimmert. Essen bessert. Anstrengung, besonders Tanzen, bessert. Schlaf bessert.

*Verlangen und Abneigungen:* Mag kein Fleisch. Mag keine Milch. Mag nichts Fettes. Mag Essig. Mag scharfe Sachen.

*Körperliche Merkmale:* Dünne Personen. Gelber Sattel über der Nasenbrücke oder eine schmetterlingsförmige Rötung über Nase und Wangen. Rissige Unterlippe. Brünett.

*Erkrankungen:* Migräne und Kopfschmerzen, besser durch Schlaf. Klimakterische Beschwerden. Verstopfung mit dem Gefühl, einen Ball im Rektum (Enddarm) zu haben. Hämorrhoiden.

*Emotionen:* Fixe Ideen über Krankheiten. Gleichgültigkeit. Lethargische oder retardierte Depression. Folgen von Kummer. Reizbarkeit. Depressionen oder Gleichgültigkeit nach unglücklicher Liebe. Chronisches Müdigkeitssyndrom. Prämenstruelles Syndrom. Klimakterische Beschwerden und postklimakterische Depression.

## * **Silicea** *(Kieselsäure)*

*Langsamer Heilvorgang. Verfroren.* Abstoßender Schweiß am Kopf und an den Füßen. Neigt zu Erkältungen und Entzündungen der Atemwege. *Brennende, wunde und klopfende Schmerzen.*

*Gemüt:* Angst, zu versagen. Mangel an Selbstbewußtsein. Ängstlich. Erwartungsangst vor Ereignissen und Verabredungen. Erschöpft nach Gesprächen. Will sich nicht unterhalten. Fixe Ideen über Nadeln – sucht und zählt sie. Angst vor Nadeln.

*Modalitäten:* Zugluft verschlimmert. Wärme bessert. Warm einwickeln bessert.

*Verlangen und Abneigungen:* Mag kalte Speisen. Immer durstig. Mag kein Fleisch. Mag keine Milch.

*Körperliche Merkmale:* Dünne, zarte Personen, die wie Porzellanpuppen aussehen (mit runder Stirn). Schmale, schwitzende Hände und Füße. Weiße Flecken auf den Nägeln.

*Erkrankungen:* Geschwüre mit Neigung zu Sepsis. Knochenschmerzen und Knochenbeschwerden. Kopfschmerzen, besser durch warm einwickeln. Lungenentzündungen, die nur langsam heilen. Tuberkulose in der Krankengeschichte. Verstopfung – der Stuhl kann nur teilweise herausgedrückt werden und schlüpft wieder zurück.

*Emotionen:* Erwartungsängste. Angst davor, aufzutreten. Fixe Ideen über Nadeln und Zählen.

## Spigelia *(Wurmkraut)*

Ein Mittel gegen die *Schwäche* bei Anämie und Rheuma. *Verfroren.* Berührungsempfindlich.

*Gemüt:* Angst vor scharfen Gegenständen.

*Modalitäten:* Berührung verschlechtert. Bewegung verschlechtert.

Lärm verschlechtert. Schlimmer durch Waschen. Besser beim Liegen auf der rechten Seite und wenn der Kopf dabei hoch liegt. Besser beim Einatmen.

*Verlangen und Abneigungen:* Keine besonderen.

*Körperliche Merkmale:* Sieht blaß und schwach aus.

*Erkrankungen:* Grüner Star. Gesichtsneuralgien. Herzklopfen mit Angina pectoris und Angina pectoris mit Herzklopfen. Beide Herzbeschwerden werden durch das Trinken von heißem Wasser besser.

*Emotionen:* Schlaflosigkeit mit heftigem Herzklopfen. Das Herzklopfen kann so stark sein, daß der daneben Liegende davon aufwacht.

## *\* Staphisagria (Stephanskörner)*

*Beschwerden aufgrund von Beleidigungen oder unterdrückter Wut. Überempfindlich auf Berührung.* Ein gutes Mittel bei Schnittwunden, z. B. nach einer Operation.

*Gemüt:* Heftige Temperamentsausbrüche, die meist unterdrückt werden. Aggressivität. Hypochonder – denkt immer an seine Krankheit und seine Beschwerden. Sehr empfindlich. Schnell beleidigt. Mag die Einsamkeit. Nachtragend. Eifersucht. Stolz.

*Modalitäten:* Kälte verschlimmert. Berührung verschlimmert.

*Verlangen und Abneigungen:* Raucht gerne. Mag Milch.

*Körperliche Merkmale:* Eingesunkene Augen, schuppige Lider. Ekzeme mit dicken Krusten.

*Erkrankungen:* Ein gutes postoperatives Mittel, um die Heilung von Schnittwunden zu beschleunigen. Kopfschmerzen durch Wut oder starke Emotionen. Gerstenkörner. Koliken nach Wut. Vergrößerte Prostata. Ekzeme. Warzen am Rücken. Hautprobleme nach Wut.

*Emotionen:* Überempfindlich. Reizbarkeit und Wut. Mag keine Kritik. Versucht heftiges Temperament zu unterdrücken. Eifersucht. Stolz. Wut, heftige Temperamentsausbrüche oder Krankheit (wenn die Wut unterdrückt wird) nach unglücklicher Liebe.

## Stramonium *(Stechapfel)*

*Schmerzlos. Ausdruckslos.*

*Gemüt:* Geschwätzig. Neigung zu singen, zu schwören und zu lachen. Sehr schnelle Stimmungsschwankungen. Kann gewalttätig und aggressiv sein. Mag keine Einsamkeit. Haßt die Dunkelheit und muß immer ein Licht brennen lassen. Mag nicht auf eine Wasserfläche sehen oder auf andere schimmernde Oberflächen.

*Modalitäten:* Schlimmer im Dunkeln. Schlimmer, wenn alleine. Schlimmer beim Sehen auf helle, schimmernde oder glitzernde Gegenstände. Besser in Gesellschaft. Besser in hellen Räumen.

*Verlangen und Abneigungen:* Alle Speisen erscheinen geschmacklos, wie Stroh.

*Erkrankung:* Delirium.

*Emotionen:* Angst vor Tieren. Angst vor der Dunkelheit. Stimmungsschwankungen. Eifersucht. Heftige Wut.

## * **Sulfur** *(Schwefel)*

*Brennen oder Jucken.* Die betroffenen Teile sind *rot. Abstoßender Körpergeruch.* Abstoßender Geruch der Ausscheidungen. *Schmutzig:* Immer vernachlässigt er mindestens einen Aspekt seiner Aufmachung. Wenn er einen sauberen Anzug an hat, trägt er schmutzige Schuhe. Reinlichkeit und Ordnung stehen nicht hoch in seiner Rangordnung. *Periodizität:* Die Beschwerden treten bei Krankheit an jedem siebten Tag auf. Hauterscheinungen wechseln sich mit inneren Beschwerden ab. *Zappelige Personen:* Sie können nicht stillsitzen, sitzen oder liegen. Sie müssen sich herumlümmeln, die Füße wechseln usw. Allgemeines *Hitzegefühl.*

*Gemüt:* Philosophische Natur. Selbstsüchtig und egozentrisch. Streitsüchtig und aggressiv. Empfindlich auf Gerüche, obwohl sie, wie sie wissen, selbst einen abstoßenden Schweißgeruch haben. Abneigungen gegenüber Waschen oder Baden, schwimmen aber gerne. Klaustrophobie. Angst vor Gespenstern und Höhe. Fixe Ideen hinsichtlich ihres Körpers. Lethargische Depression. Ungerechtigkeiten und ein unterdrückendes Regime werden gehaßt.

*Modalitäten:* Baden und Waschen verschlimmert. Bettwärme verschlimmert. Schlimmer um 11 Uhr vormittags, mit dem Gefühl, als ob der Magen herabsinken würde. Stillstehen oder -sitzen verschlimmert. Besser an frischer Luft.

*Verlangen und Abneigungen:* Immer durstig und hungrig. Mag fette Sachen, Süßigkeiten, Kaffee und Alkohol.

*Körperliche Merkmale:* Rote Lippen. Schmutziges Aussehen. Mager, schlacksig, sieht aus wie ein »zerlumpter Philosoph«. Sieht manchmal aus wie ein rundlicher Lebemann. Wenigstens ein Teil der Kleidung oder Aufmachung wird vernachlässigt.

*Erkrankungen:* Grüner Star. Katarrhalische Beschwerden. Haut-erkrankungen aller Art. *Brennende Schmerzen.* Brennende Füße. Der Stuhldrang treibt morgens aus dem Bett. Verstopfung. Hä-morrhoiden, rot, blutend und juckend. Hexenschuß, morgens beim Aufstehen oder beim Umdrehen. Alkoholiker. Gicht.

*Emotionen:* Klaustrophobie. Angst vor Gespenstern und Höhe. Fixe Ideen über seinen Körper. Lethargisch oder retardierte De-pression. Haßt Unterdrückung und Ungerechtigkeit. Schlaflosig-keit. Bulimie. Klimakterische Beschwerden und postklimakteri-sche Depression. Alkoholsüchtig. Nasezupfen. Daumenlutschen. Nikotinsüchtig.

## Tarantula hispanica *(Tarantel)*

*Gefühl der Zusammenschnürung.*

*Gemüt:* Unruhe. Plötzlicher Stimmungswechsel. Fixe Ideen und destruktive Impulse. Empfindlich gegen Musik. Starkes sexuelles Verlangen.

*Modalitäten:* Bewegung verschlechtert. Schlimmer durch Lärm. Schlimmer beim Sehen der Not anderer. Besser im Freien.

*Verlangen und Abneigungen:* Keine besonderen.

*Körperliche Merkmale:* Keine besonderen.

*Erkrankungen:* Schwindel. Schwäche in den Beinen. Zusammen-schnürende Schmerzen.

*Emotionen:* Fixe Ideen mit destruktivem Verhalten.

## Thuja occidentalis *(Lebensbaum)*

Ein großes Mittel bei *Warzen. Verfroren.* Profuse Schweiße an unbedeckten Körperteilen mit süßlichem Geruch.

*Gemüt:* Ängstlich. Weint schnell. Macht Fehler beim Schreiben und Lesen. Fixe Ideen, als ob der Körper hart und zerbrechlich wie Glas wäre oder als ob etwas Lebendiges im Bauch wäre. Angst vor Fremden.

*Modalitäten:* Bettwärme verschlimmert. Schlimmer nachts. Kälte verschlimmert.

*Verlangen und Abneigungen:* Mag keine Kartoffeln. Mag kein Fleisch. Mag nichts Fettes. *Mag Tee, verträgt ihn aber nicht.*

*Körperliche Merkmale:* Neigung zu Warzen und warzigen Auswüchsen.

*Erkrankungen:* Kopfschmerzen, als ob ein Nagel in den Kopf getrieben würde. Gerstenkörner. Nasenpolypen. Hämorrhoiden. Nagelprobleme. Überall Warzen und warzige Auswüchse.

*Emotionen:* Angst vor Fremden. Seltsame, fixe Ideen. Appetitlos. Anorexie mit seltsamen Vorstellungen über den eigenen Körper. Nervenzuckungen.


## Valeriana *(Baldrian)*

*Hysterische Spasmen.*

*Gemüt:* Wechselhaft. Klaustrophobie. Hysterische Ausbrüche. Hysterische Depression. Hypochonder. Überempfindlichkeit.

*Modalitäten:* Schlimmer nach Schlaf. Kalte Zugluft verschlimmert.

*Verlangen und Abneigungen:* Mag essen, wenn ihm übel ist.

*Körperliche Merkmale:* Keine besonderen.

*Erkrankungen:* Hysterische Spasmen. Ohrenschmerzen durch Zugluft. Bauchkrämpfe. Zuckende Beine.

*Emotionen:* Klaustrophobie. Hysterische Depression. Reizbarkeit. Hypochonder.

**Veratrum album** *(Weißer Nieswurz)*

*Kälte. Bläuliche Hautfarbe.* Kollaps. *Kalter Schweiß über den Augenbrauen.*

*Gemüt:* Melancholie, lethargische Depression. Schläfrigkeit. Verdrießlich und gleichmütig. Akute Anfälle mit dem Impuls, Dinge zu zerschneiden oder zu zerreißen. Schuldgefühle.

*Modalitäten:* Nasses Wetter verschlechtert. Schlimmer nachts. Spazierengehen bessert. Wärme bessert.

*Verlangen und Abneigungen:* Mag kaltes Wasser. Verlangen nach Obst. Mag Salz.

*Körperliche Merkmale:* Eingesunkene Augen und spitze Nase.

*Erkrankungen:* Häufiges Erbrechen. Verstopfung. Chronische Bronchitis. Herzklopfen.

*Emotionen:* Fixe Idee, etwas zerreißen oder aufschneiden zu müssen. Lethargische Depression. Schuldgefühle.

## Zincum metallicum *(Zink)*

*Empfindlich gegen Lärm und Stimmen. Unruhige Beine.* Verfroren. Krampfschmerzen. Mangel an Vitalität. Neigung zu Zuckungen. Anämie ist häufig.

*Gemüt:* Depression. Schlechtes Gedächtnis. Gefühl, als ob der Kopf auf eine Seite fallen würde, weil er so schwer ist. Erschöpfung.

*Modalitäten:* Schlimmer nach dem Abendessen. Wein verschlimmert. Besser während des Essens. Ausscheidungen aus Nase, Wunden usw. bessern.

*Verlangen und Abneigungen:* Immer hungrig am späten Vormittag, mit riesigem Appetit.

*Erkrankungen:* Frostbeulen. Krämpfe aller Art. Krampfadern. Unruhige Beine.

*Emotionen:* Chronisches Müdigkeitssyndrom. Bulimie. Alkoholabhängigkeit. Zuckungen und Tics.

# Therapeutischer Index

Eine Sammlung der häufigsten Symptome von A bis Z, mit den dazugehörigen homöopathischen Mitteln. Dabei werden folgende Abkürzungen verwendet:

| *Mittel* | *Abkürzung* |
|---|---|
| Aconitum | Acon. |
| Alumina | Alum. |
| Ammonium bromatum | Am-br. |
| Ammonium carbonicum | Am-c. |
| Anacardium orientale | Anac. |
| Apis mellifica | Apis. |
| Argentum nitricum | Arg-n. |
| Arnica | Arn. |
| Arsencium album | Ars. |
| Arum triphyllum | Arum-t. |
| Aurum metallicum | Aur. |
| Barium carbonicum | Bar-c. |
| Belladonna | Bell. |
| Bryonia | Bry. |
| Cactus grandiflorus | Cact. |
| Calcium carbonicum | Calc. |
| Calcium phosphoricum | Calc-p. |
| Capsicum | Caps. |
| Carbo vegetabilis | Carb-v. |
| Causticum | Caust. |

| *Mittel* | *Abkürzung* |
|---|---|
| Chamomilla | Cham. |
| China officinalis | Chin. |
| Cimicifuga | Cimic. |
| Cina | Cina |
| Cocculus | Cocc. |
| Coffea | Coff. |
| Colocynthis | Coloc. |
| Cuprum metallicum | Cupr-m. |
| Equisetum | Equis. |
| Gelsemium | Gels. |
| Graphites | Graph. |
| Hepar sulfuris | Hep. |
| Hyoscyamus | Hyos. |
| Hypericum | Hyper. |
| Ignatia | Ign. |
| Jodum | Jod. |
| Kalium phosphoricum | Kali-p. |
| Lachesis | Lach. |
| Lilium tigrinum | Lil-t. |
| Lycopodium | Lyc. |
| Mercurius solubilis | Merc. |
| Natrium carbonicum | Nat-c. |
| Natrium muriaticum | Nat-m. |
| Nitricum acidum (Acidum nitricum) | Nit-ac. |
| Nux vomica | Nux-v. |
| Opium | Op. |
| Phosphori acidum (Acidum phosphoricum) | Ph-ac. |
| Phosphorus | Phos. |
| Picronitri acidum (Acidum picrinicum) | Pic-ac. |

| *Mittel* | *Abkürzung* |
|---|---|
| Platina | Plat. |
| Pulsatilla | Puls. |
| Rhododendron | Rhod. |
| Rhus toxicodendron | Rhus-t. |
| Sabadilla | Sabad. |
| Sepia | Sep. |
| Silicea | Sil. |
| Spigelia | Spig. |
| Staphisagria | Staph. |
| Stramonium | Stram. |
| Sulfur | Sulf. |
| Tarantula hispanica | Tarant. |
| Thuja occidentalis | Thuj. |
| Valeriana | Valer. |
| Veratrum album | Verat. |
| Zincum metallicum | Zinc. |

## Therapeutischer Index

Ängste, unterdrückte: *Caust., Gels., Nat-m., Phos., Puls.*

Ängstlich: *Arg-n., Ars., Gels., Lyc., Sil.* (siehe auch Angst)

Ärger: *Acon., Bell., Cham., Hep., Ign., Nux-v., Sep., Saph., Sulf.*

–, Beschwerden durch: *Apis, Bry., Cham., Coloc., Gel., Ign., Lyc., Nuc-v., Ph-ac., Staph., Stram.*

Aggressiv: *Bell., Hep., Nux-v., Staph, Sulf.*

Agoraphobie: *Acon., Arn., Ars., Lyc., Nat-m.*

Alkoholabhängig: *Acon., Ars., Lach., Nux-v., Sulf., Zinc.*

Alkohol, Beschwerden von: *Ars., Bar-c., Nux-v., Sulf.*

Alpträume: *Acon., Equis., Kali-p., Lach., Sulf., Valer., Zinc.*

Aluminium, Beschwerden von: *Alum., Lyc.*

Angstträume: *Acon, Alum., Ars., Bar-c., Calc., Nat-m., Phos., Puls., Thuj.*

– Fliegen, vom: *Apis.*

– Mord, von: *Arn., Nat-m.*

– Tod, vom: *Ars., Thuj.*

– verfolgt zu werden: *Sil., Sulf.*

Anorexie: *Alum., Aur., Caust., Nat-m., Phos., Puls., Sep.*

Appetit, schlecht: siehe Anorexie.

–, verstärkt, Heißhunger: siehe Bulimie.

Arroganz: *Lyc., Plat., Sulf., Verat.*

Aufregungen, Beschwerden nach: *Acon., Arg-n., Aur., Coff., Graph., Nat-m., Ph-ac.*


Beleidigt, ist schnell: *Alum., Apis, Ars., Aur., Calc., Caust., Chin., Graph., Lyc., Nux-v., Puls., Sep., Spig.*

Bettnässen: *Arg-n., Bell., Equis., Puls.*

Bulimie: *Am-c., Arg-n., Calc., Chin., Graph., Jod., Phos., Puls., Sabad., Sulf., Zinc.*


Chronisches Müdigkeitssyndrom: *Alum., Am-c., Anac., Calc., Chin., Kali-p., Lyc., Merc., Nat-c., Ph-ac., Pic-ac., Sep., Zinc.* (siehe auch Erschöpfung)


Daumenlutschen: *Ars., Phos., Puls., Sulf.*

Depression, agitierte: *Ars., Aur., Bell., Jod., Lil-t., Nat-m., Nit-ac., Nux-v., Phos., Rhus-t.*

Depression, hysterische: *Cimic., Ign., Lach., Puls., Valer.*

–, lethargische oder retardierte: *Calc., Chin., Graph., Kali-p., Sep., Sulf. Verat.*

Drang, alles zu überprüfen, die Hände zu waschen, ritualisierte Handlungen: *Arg-n., Ars., Hyos., Puls., Sil., Sulf., Tarant., Verat.*

Eifersucht: *Apis., Ars., Calc., Hyos., Lach., Lyc., Nux-v., Puls., Staph., Stram.*

Erschöpfung, mentale: *Anac., Calc., Kali-p., Nat-c., Ph-ac., Pic-ac., Sep., Zinc.*

Erschreckend, benimmt sich: *Hep., Stram., Tarant.*

Erwartungsangst: *Arg-n., Gels., Kali-p., Lyc.* (siehe auch Angst)

Eßstörungen: siehe Anorexie und Bulimie.

Fixationen: *Aco., Anac., Arg-n., Ars., Aur., Cupr., Hyos., Ign., Lach., Phos., Puls., Rhus-t., Sep., Sil., Sulf., Tarent., Thuj., Verat.*

Fluchen: *Anac., Hyos.*

Furchtsam: *Calc., Gels., Lyc., Phos., Sep.*

Gedächtnis, schlechtes: *Alum., Anac., Apis, Bar-c., Cocc., Lyc., Rhod.*

Geschwätzig: *Hyos., Lach., Stram.*

Gleichgültigkeit: *Apis, Chin., Nat-m., Phos., Puls., Sep.*

Haß: *Anac., Sur., Calc., Cupr., Lach., Nat-m., Nit-ac., Phos., Rhus-t., Sulf.*

Heimweh: *Caps.*

Heißhunger: siehe Bulimie

Herzklopfen: *Ars., Bar-c., Na-m., Rhus-t., Spig.*

Hypochonder: *Ars., Aur., Calc., Ign., Nat-m., Nux-v., Val.*
Hysterie: *Aur., Caust., Gels., Ign., Lach., Nat-m., Puls., Sep.*

Klaustrophobie: *Arg-n., Carb-v., Puls., Sulf., Valer.*
Klimakterische Beschwerden: *Aur., Graph., Lach., Sep. Sulf.*
Körperbild, Störungen des: siehe Anorexie und Bulimie.
Kummer: *Ars., Aur., Caust., Ign., Lach., Nat-m., Ph-ac., Puls.,*
    *Sep.*

Lärmempfindlich: *Acon., Bell., Chin., Coff., Nux-v., Sep.*
Liebe, Folgen von unglücklicher oder unerwiderter: *Aur.,*
    *Calc-p., Caust., Cimic., Coff., Hyos., Ign., Lach., Nat-m.,*
    *Nux-v., Ph-ac., Sep., Staph.*

Mißtrauisch: *Acon., Ars., Bar-c., Caust., Lach., Lyc., Puls.,*
    *Rhus-t., Stram., Sulf.*

Nägelbeißen: *Am-c, Arg-n., Arum-t.*
Nasezupfen: *Arum-t., Cina, Nat-c., Sulf.*
Nervenzuckungen: *Acon., Arg-n., Cupr., Gels., Phos., Thuj.,*
    *Zinc.*
Nikotionabhängig: *Ars., Ign., Nux-v., Sulf.*

Panik: *Acon., Gels., Kali-p., Op.*
Phobien vor
– Auftritten, öffentlichen: *Arg-n., Caust., Gels., Lyc., Sil.*
– Dunkelheit: *Acon., Calc., Caust., Lyc., Phos., Puls., Stram.*
– Einbrechern: *Ars., Lach., Merc., Nat-m., Phos.*
– Fremden: *Bar-c., Carb-v., Caust., Cupr., Thuj.*
– Gespenstern: *Acon, Ars., Caust., Lyc., Phos., Puls., Sulf.*

– Gewittern: *Nat-m., Phos., Rhod.*

– Höhen: *Arg-n., Puls., Sulf.*

– Insekten und Spinnen: *Arg-n., Gels., Nux-v.*

– Menschenansammlungen: siehe Agoraphobie

– Tod: *Acon., Apis, Arg-n., Ars., Bry., Calc., Caust., Gels., Lyc., Nux-v., Phos., Puls.*

Prämenstruelles Syndrom: *Calc., Caust., Graph., Lach., Lil-t., Nat-m., Nux-v., Puls., Sep.*

Reizbarkeit: *Anac., Ars., Aur., Bell., Bry., Caps., Cham., Chin., Coloc., Hep., Ign., Lach., Lyc., Nat-m., Nit-ac., Nux-v., Phos., Plat., Puls., Sep., Staph., Thuj.*

Rohheit: *Anac., Hyos., Lyc., Nux-v., Stram., Verat.*

Schlaflosigkeit: *Arn., Ars., Bell., Chin., Coff., Ign., Nux-v., Phos., Spig., Sulf.*

Schock: *Acon., Ign., Lyc., Nat-m., Op., Ph-ac., Phos., Puls.*

Schuldgefühle: *Anac., Ars., Aur., Bell., Caust., Cocc., Coff., Graph., Hyos., Ign., Nat-m., Nit-ac., Nux-v., Puls., Verat.*

Schwäche, wenn anhaltend, muß ein Arzt aufgesucht werden. Siehe Chronisches Müdigkeitssyndrom und Erschöpfung.

Selbstmordgedanken: *Ars., Aur., Calc., Chin., Cimic, Hep., Lach., Merc., Puls., Sep., Stram.*

Sexuelle Ängste

– Impotenz: *Arg-n., Lyc., Ph-ac.*

– Vaginismus: *Bell., Cact.*

Stolz: *Caust., Cupr., Lach., Lyc., Plat., Staph., Stram., Sulf., Thuj., Verat.*

–, verletzter: *Arg-n., Aur., Coloc, Graph., Lyc., Nux-v., Puls, Sep., Spig., Staph., Sulf., Verat.*

Träume, Alpträume: *Acon., Equis., Kali-p., Lach., Sulf., Valer., Zinc.* (siehe auch Angstträume)
Trauma, Schock: *Acon., Arn., Car-v., Hyper., Op.*
Trost, verschlechtert: *Ign., Nat-m., Sep.*
–, verbessert: *Puls.*

Unruhe: *Acon., Anac., Arg-n., Bell., Bry., Calc., Calc-p., Cimic., Coloc., Cupr., Hyos., Kali-p., Lil-t., Lyc., Merc., Nux-v., Puls., Rhus-t., Sil., Sep., Staph., Stram., Sulf., Tarant., Zinc.*
Unterdrückte Ängste: *Caust., Gels., Lyc., Nat-m., Phos., Puls.*

Verletzungen, Schock nach: siehe Schock und Trauma.
Verlust: siehe Kummer
Verzweiflung: *Acon. Ars., Bry., Calc-c., Nux-v., Sep.*

Wechselhaft: *Ign., Lyc., Nux-v., Puls.*
Weint schnell: *Apis, Ign., Nat-m., Puls., Rhus-t., Sep.*

Zähneknirschen: *Apis, Ars., Bell., Cina, Hyos., Stram., Verat., Zinc.*
Zwänge: siehe Fixationen und Drang.

# Adressenhinweis

*Die folgenden Organisationen versenden Listen von homöopathischen Therapeuten in Deutschland, Österreich bzw. der Schweiz:*

Zentralverband Homöopathischer Ärzte
Vorsitzende: Dr. Ilse Maria Fahrnow
Wörthstraße 43
81667 München

Fachverband Deutscher Heilpraktiker
Neumarkter Straße 87
81673 München

Österreichische Gesellschaft
für Homöopathische Medizin
Mariahilferstraße 110
A–1070 Wien

Schweizerisches Homöopathieinstitut
Bahnhofstraße 15
CH–6403 Küsnacht am Rigi

*Es gibt auch Labore, die homöopathische Potenzen in Handarbeit herstellen:*

Gudjons
Homöopathisches Labor
für handgearbeitete Potenzen
Höfatsweg 21
86391 Stadtbergen

# Register

## A

Abhängigkeiten 53
Acidum nitricum (Salpetersäure) 108, 119, 132, 143, 212f.
Acidum phosphoricum (Phosphorsäure) 83, 127, 137, 141, 153, 155, 203, 213f.
Acidum picrinicum (Pikrinsäure) 153, 155, 167, 214f.
Aconitum (Blauer Eisenhut) 75, 89, 95f., 98, 111, 135, 153, 162, 192, 200, 204f., 211f.
Adrenalin 14, 69
Aggressionen 171, 177, 269
Agoraphobie 17, 88ff., 269, 273
Ähnlichkeitsregel 26f.
Akne 171, 173
Alkohol, Abhängigkeit 191, 269
– Beschwerden von 270
Alpträume 162f., 194, 270
Alumina (Aluminium) 153, 155, 167, 215
Aluminium, Beschwerden von 270
Ammonium bromatum (Ammoniumbromid) 195, 216
Ammonium carbonicum (Hirschhornsalz) 156, 168, 216

Anacardium orientale (Elefantenlaus-Summachgewächs) 111, 132, 156, 144, 217
Angewohnheiten, schlechte 187f.
– Behandlung 188–192
Angst (Unruhe) 79ff.
Angst 14ff., 64, 69–72, 171, 269
– vor Zukünftigem 76
– abnormale 70f.
– Erwartungsangst 271
– normale 70f.
– sexuelle 81–84, 273
– unterdrückte 78, 269, 274
Angstträume 270
Angstzustände, allgemeine 51
Anorexia nervosa 18, 165, 270
– Behandlung 167f.
Apathie 155, 180
Apis mellifica (Honigbiene) 96, 125, 137, 146, 217f.
Appetit, übermäßiger 169
Appetitverlust 116, 167f.
Argentum nitricum (Silbernitrat) 43f., 76, 83, 90, 94, 97, 99, 102, 111, 169, 194f., 200, 218
Ärger, Beschwerden durch 269
Arnica (Bergwohlverleih) 89, 153, 162, 205, 219f.
Arroganz 270

Arsenicum album (Weißer Arsenik) 45f., 80, 89, 94, 97, 99, 107, 111, 114, 119, 127, 133, 146, 153, 162, 192, 196f., 199, 201, 220
Arum triphyllum (Zehrwurzel) 196, 221f.
Asthma 140, 152, 156, 204
Atemwege, Erkrankung der 152
Atmung 72f., 74
– Atemübung 73
– Yoga-Atmung 72
Aufgedunsenheit, Gefühl der 137, 144, 177, 186
Aufregungen, Beschwerden nach 270
Augenprobleme 137
Augenverletzungen 205
Aurum metallicum (Gold) 108, 112, 114, 119, 127, 133, 141, 144, 168, 185, 222

## B

Barium carbonicum (Bariumcarbonat) 101, 223
Bauch, aufgetriebener 171
Bauchschmerzen 137
Beleidigtsein, schnell 270
Belladonna (Tollkirsche) 83, 109, 119, 133, 136, 162, 194, 224
Benveniste, Jaques Prof. 30
Benzodiazepine 198f.
Betäubungsmittelsucht 198ff.
Bettnässen (Enuresis nocturna) 162, 193, 270

– Behandlung 194
Blasenprobleme 138, 141
Blässe 74
Blutverlust 156, 162
Blutzuckerspiegel 151
Brüste, geschwollene 171
– gespannte 182
Bryonia (Zaunrübe) 80, 97, 133, 137, 153, 225
Bulimie 18, 166, 270
– Behandlung 168ff.

## C

Cactus grandiflorus (Königin der Nacht) 84, 225f.
Calcium 184
Calcium carbonicum 46ff., 81, 95, 97, 115, 144, 146, 153, 156, 169, 182, 199, 226f.
Calcium phosphoricum (Calciumphosphat) 141, 227f.
Candida albicans 151f.
Candidabefall, intestinaler 151
Capsicum (Cayenne Pfeffer) 133, 199, 228
Carbo vegetabilis (Holzkohle) 91, 101, 205, 229
Causticum (Ätzstoff Hahnemanns) 78, 92, 95, 97f., 101f., 109, 128, 141, 168, 182, 229f.
Chamomilla (Kamille) 133, 136f., 230f.
China officinalis (Chinarinde) 93, 121, 133, 153, 156, 162, 169, 231

Chronic Fatigue Syndrom 150
Cimicifuga (Wanzenkraut) 122,
    141, 232
Cina (Zwitwerblüten) 196, 233
Cocculus (Kockelskörner) 109,
    233f.
Coffea (Kaffee) 109, 142, 162, 234f.
Colocynthis (Koloquinte) 133,
    137, 235
Cuprum metallicum (Kupfer) 101,
    112, 144, 201, 236

# D

Darmbeschwerden 140, 152
Daumenlutschen 196f., 270
Depressionen 16, 52, 64, 116ff.,
    127, 141, 152, 171, 178ff., 186
– agitierte 119ff., 270
– hysterische 122ff., 270
– lethargische 121f.,271
– retardierte 121f., 271
Drüsenfieber 150
Durchfall 74, 137, 151, 156, 162,
    195
Dysmorphophobien 165
Dyspareunie (Schmerzen beim
    Geschlechtsverkehr) 83

# E

Eifersucht 17, 52f., 145–148, 171,
    177, 271
Einnahme der Mittel 209f.

Eiterungen 157
Ejakulation, vorzeitige 81f.
Ekzeme 152
Emotionale Störungen 16–19
Emotionen 13–19
Empfindungsstörungen 137
Eppstein-Barr Virus 150
Equisetum (Schachtelhalm) 163,
    194, 236
Erbrechen 151, 156, 162, 169
– Drang zum 74
Erschöpfung, mentale 53, 137,
    149f., 155, 157, 271
– postvirale 156
Eßstörungen 53

# F

Feindseligkeit 171
Fixationen 52, 104–107, 271
– fixe Ideen 111
– Hypochondrie 114f.
– Schuldgefühle 107–110
– sexuelle 148
– Zwangsgedanken 106
– Zwangshandlungen 106
Fluchen 271

# G

Gedächtnis, schlechtes 271
Gedächtnisstörungen 151
Gefühle 13
– Mischformen der 56–59

Gelsemium (Wilder Jasmin) 76,
78, 94, 97, 102, 138, 153, 201, 237
Gesetz der Heilung 27
Gewohnheiten 53
Gleichgültigkeit 171, 180, 271
Graphites (Reißblei) 109, 121,
153, 169, 182, 185, 238
Grippe 157

# H

Hahnemann, Samuel Dr. 21
Hals, geschwollener 171
Halsschmerzen 138
Harndrang, häufiger 179
Haß 52, 139f., 143ff., 271
Hautprobleme 137f., 141f., 179, 182
Heimweh 271
Hepar Sulfuris (Kalkschwefel-
leber) 134, 136, 239
Hering, Constantin 27
Herzbeschwerden 152
Herzklopfen 74, 142, 151, 163,
179, 271
Hippokrates 21
Hirnfieber 204
Hitzewallungen 185f.
Hyoscyamus (Bilsenkraut) 93,
110, 112, 142, 146, 240
Hypericum (Johanniskraut) 205,
240f.
Hyperventilation 204
Hypochonder 272
Hypoglykämie 151
Hysterie 272

# I

Ignatia (Ignatiusbohne) 110, 112,
115, 124f., 129, 134, 136, 138,
142, 146, 153, 163, 197, 200, 204,
241f.
Impotenz 82
Ischias 137
Isolation 55

# J

James-Lang'sche Regel 15
Jodum (Jod) 81, 120, 153, 169,
242f.

# K

Kalium phosphoricum (Kalium-
phosphat) 76f., 121, 153, 157,
163, 243f.
Klaustrophobie 17, 272
Klimakterium 183ff.
– Beschwerden 272
Konstitutionen, anfällige 19f.
Konstitutionsmittel 59
Konstitutionstypen 41
Konversion (Umkehrung) 56
Konzentrationsstörungen 151,
177
Kopfschmerzen 128, 138, 142, 156,
177, 179, 204
Körperbild 164f.

Krämpfe 144
– nervöse 200f.
Kummer 53, 272


## L


Lachesis (Buschmeisterschlange)
94, 112, 124, 129, 134, 142, 144,
146, 163, 176f., 186, 192, 244f.
Lähmung 138
Lärmempfindlichkeit 272
Lebenskraft 23ff.
Leberprobleme 138
Lethargie 156, 179f., 185
Liebe 139f.
Liebeskummer 52, 140–143, 272
Lilium tigrinum (Tigerlilie) 120,
178, 246
Lycopodium (Bärlappsporen)
77f., 83, 90, 95, 98f., 102, 134,
138, 147, 153, 155, 204, 246f.


## M


Magenprobleme 138, 142
Maya 33f.,59
Melancholie 179
Menstruationszyklus 172ff.
Mercurius solubilis (Quecksilber)
94, 153, 157, 248
Migräne 141f., 204
Mißtrauen 177, 272
Mononucleose 150
Müdigkeit, Bewegung bei 152f.

– chronische 53, 149–153, 270
– – Behandlung 153–158
Mundprobleme 137
Myalgische Encephalomyelitis
150f.


## N


Nägelbeißen 194, 272
Nahrungsmittelallergien 152
Nase zupfen 196, 272
Nasenbluten 137
Natrium carbonicum (Natrium-
carbonat) 153, 157, 196, 248f.
Natrium muriaticum (Kochsalz)
79, 90, 95, 100, 110, 115, 120,
125, 129, 134, 142, 144, 153,
168, 179, 204, 249f.
Nervenzuckungen 272
Neuralgien 137
Nikotinabhängigkeit 272
Non-Rapid-Eye-Movement-
Schlaf (NREM-Schlaf) 159
Nux vomica (Brechnuß) 48f., 94,
98, 110, 114, 120, 134, 136, 138,
142, 148, 163, 182, 192, 198,
200, 250f.


## O


Ohrenschmerzen 137
Opium 76, 204f., 251f.
Osler, William Sir 151
Osteoporose 183

Östrogene 173
- pflanzliche (Phytoöstrogene) 184f.

## P

Panik 73ff., 85, 272
Panikanfälle 51
Phobien 16ff., 52, 85, 272
- Agoraphobie 17, 88ff., 269, 273
- Angst vor Fremden 101, 272
- Behandlungsmethoden 86f.
- Dunkelheit 95f., 272
- Einbrecher 94f., 272
- Gespenster 98f., 272
- Gewitter 100, 273
- Höhe 99f., 273
- Insekten und Spinnen 93f., 273
- Klaustrophobie 90ff.
- Lampenfieber 102
- soziale 100–103
- Tod 96ff., 273
- Verhaltenstherapie 87f.
- Zoophobie 92f.
Phosphor 79
Phosphorus (Phosphor) 95f., 98ff., 112, 120, 134, 145, 163, 169, 197, 201, 204, 252f.
Platinum (Platin) 135, 253f.
Polypen 138
Postvirales Syndrom 149ff.
Potenzierung 23, 28–32, 209
Prämenstruelles Syndrom (PMS) 18, 53, 142, 152, 171, 273
- Behandlung 175–182

- Symptome 171
- Ursachen 171–175
Progesteron 173
Projektionen 55
Pulsatilla (Kuhschelle) 79, 92, 96, 98ff., 110, 113, 124f., 129, 135, 148, 170, 182, 194, 197, 204, 254f.

## Q

Quin, Harvey Dr. 23

## R

Rapid-Eye-Movement-Schlaf (REM-Schlaf) 159
Rationalisierung 56
Rauchen 183, 189ff., 197f.
Reizbarkeit 17, 52, 132–135, 171, 177, 180, 182, 204, 273
Rheuma 137, 141, 145
Rhododendron (Alpenrose) 100, 255
Rhus toxicodendron (Giftsumach) 113, , 120, 125, 145, 153, 256
Rohheit 273
Royal Free Krankheit 149

## S

Sabadilla (Sabadillsamen) 170, 257
Schlaf, normaler 159
- unruhiger 163

Schlaflosigkeit 18, 53, 137, 141f.,
  157, 273
Schlafstörungen 116, 151
– Selbsthilfe 160ff.
– Ursachen 160
Schluckbeschwerden 138, 142
Schmerzen 137, 146
Schock 202f., 273
– akuter 203
– akuter und physisches Trauma
  205
Schuldgefühle 17, 52, 273
Schwäche, allgemeine 137
Schweißausbrüche 74
Schwellungen 137
Schwindel 74, 138, 141, 151
Schwingungen 34
Schwitzen, übermäßiges 156, 162
Selbstmordgedanken 16, 273
Sepia (Tintenfisch) 49f., 113, 122,
  125, 129, 135f., 143, 153, 158,
  180, 186, 200, 257f.
Sexueller Mißbrauch 83, 205f.
Sexuelles Verlangen 177, 179ff.
– Verlust des 116
Silicea (Kieselsäure) 102, 113,
  258f.
Spasmen 144
Spigelia (Wurmkraut) 163, 259f.
Staphisagria (Stephanskörner)
  135f., 138, 143, 148, 260
Stolz 273
Stramonium (Stechapfel) 93, 96,
  138, 148, 261
Streß 60–64
– Bewältigungsmechanismen 62ff.

Sublimierung 55
Sulfur (Schwefel) 92, 99f., 113,
  122, 136, 145, 163, 170, 186,
  192, 196ff., 262f.
Symptome 35ff.
– Verschlimmerung der 37

## T

Tarantula hispanica (Tarantel)
  113, 263
Thuja occidentalis (Lebensbaum)
  101, 114, 135, 168, 201, 264
Trauer 126f.
– atypische 127ff.
Trauma 202f., 274
Träume 274
Traurigkeit 52, 116ff.

## U

Überempfindlichkeit 132–135
Unruhe (Angst) 79ff.
Unruhe 119, 127, 141f., 145, 162,
  274

## V

Vaginismus 83
Valeriana (Baldrian) 92, 115, 124,
  264f.
Veratrum album (Weißer Nieswurz) 110, 114, 122, 265f.

Verdauungsstörungen 116, 138,
142, 157, 163
Verdrängung 55
Verlagerung 55
Verleugnung 54
Verstopfung 116, 169, 182
Verteidigungsmechanismus,
psychischer 54
Verzweiflung 274

## W

Warzen 138, 141, 168, 201
Wasserretentionen 171, 177,
182
Wechselhaftigkeit 274
Weinen 124f.
Weinerlichkeit 171, 178ff., 274

Wunden 205
Wut 53, 130f., 135ff.
– Bewältigung 131

## Z

Zähneknirschen 274
Zahnschmerzen 137
Zellen 24f.
Zickzacksehen 142, 179, 204
Zincum metallicum (Zink) 153,
158, 170, 192, 201, 266
Zittern 74, 138, 201
Zorn 135ff.
– Erkrankungen infolge von 137f.
Zuckungen 200f.
Zwangsvorstellungen, Zwangs-
handlungen 52

# GOLDMANN

*Ganzheitlich Heilen –*
*Gesund aus eigener Kraft*

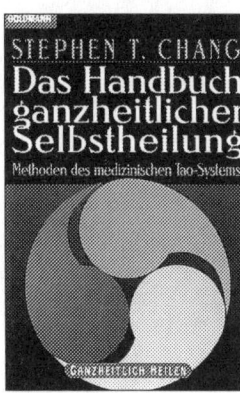

Stephen T. Chang, Das Handbuch
ganzheitlicher Selbstheilung    13785

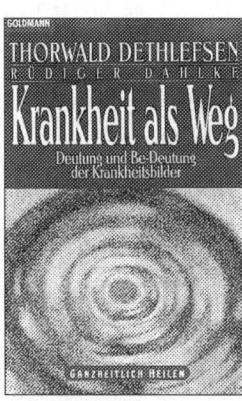

Thorwald Dethlefsen,
Krankheit als Weg    13796

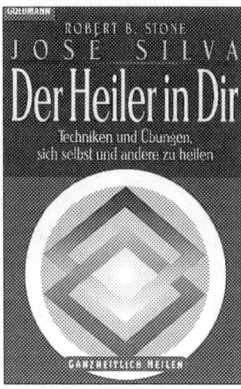

José Silva,
Der Heiler in Dir    13794

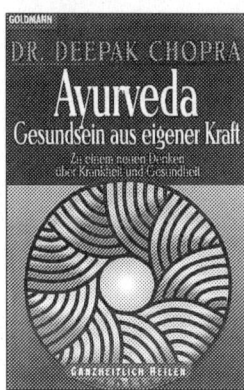

Dr. Deepak Chopra, Ayurveda –
Gesundsein aus eigener Kraft   13786

*Goldmann · Der Taschenbuch-Verlag*